中等职业院校健康服务类示范专业建设配套教材

供职业院校中医康复技术、中医养生保健、中医、中药、护理、
药剂等相关专业使用

传统养生功法实训指导

（第二版）

主　编　张美林　刘华云
副主编　肖　旭　刘军龙　段元涛
编　委　（按姓氏汉语拼音排序）
包　蕊　段元涛　敬惠园　李前华
刘华云　刘军龙　罗振国　任　倩
施　敏　汪盛洪　肖　旭　谢　尧
张美林

科学出版社
北　京

内 容 简 介

本教材由成都中医药大学附属医院针灸学校（四川省针灸学校）的专业教师根据多年教学实践经验编写而成，旨在契合教育部最新教育改革方案，贯彻落实《“健康中国 2030”规划纲要》等文件精神，是我校国家级、省级示范专业建设项目的校本特色教材。我校教师在总结多年教学实践经验的基础上，根据学生专业学习、职业发展和养生锻炼需求，编写了本教材。本书分为六个模块：模块一、二十四式简化太极拳；模块二、八段锦；模块三、易筋经；模块四、五禽戏；模块五、五行掌；模块六、三十二式太极剑。六套养生功法，简单易学。

本教材主要供职业院校中医康复技术、中医养生保健、中医、中药、护理、药剂等相关专业使用。

图书在版编目（CIP）数据

传统养生功法实训指导 / 张美林，刘华云主编. —2 版. —北京：科学出版社，2022.7

中等职业院校健康服务类示范专业建设配套教材

ISBN 978-7-03-072199-0

Ⅰ.①传…　Ⅱ. ①张…　②刘…　Ⅲ. ①养生（中医）–中等专业学校–教材　Ⅳ. ①R212

中国版本图书馆 CIP 数据核字（2022）第 075133 号

责任编辑：王昊敏 / 责任校对：杨　赛

责任印制：霍　兵 / 封面设计：蓝正设计

科学出版社出版

北京东黄城根北街 16 号

邮政编码：100717

http://www.sciencep.com

北京汇瑞嘉合文化发展有限公司印刷

科学出版社发行　各地新华书店经销

*

2016 年 8 月第　一　版　开本：787×1092　1/16

2022 年 7 月第　二　版　印张：6 1/2

2025 年 7 月第十四次印刷　字数：154 000

定价：76.00 元

（如有印装质量问题，我社负责调换）

前　言

党的二十大报告指出:“人民健康是民族昌盛和国家强盛的重要标志。把保障人民健康放在优先发展的战略位置,完善人民健康促进政策。”贯彻落实党的二十大决策部署,积极推动健康事业发展,离不开人才队伍建设。党的二十大报告指出:“培养造就大批德才兼备的高素质人才,是国家和民族长远发展大计。”教材是教学内容的重要载体,是教学的重要依据、培养人才的重要保障。本次教材修订旨在贯彻党的二十大报告精神和党的教育方针,落实立德树人根本任务,坚持为党育人、为国育才。

本教材是成都中医药大学附属医院针灸学校(四川省针灸学校)国家级、省级示范专业建设项目的校本特色教材之一,贯彻落实《“健康中国 2030”规划纲要》《国家职业教育改革实施方案》等文件精神,由我校专业教师依据多年教学实践经验编写而成。传统养生功法既可作为一种康复治疗方法,普遍用于临床实践中,也可作为一种日常养生保健运动。学生通过学习本教材,既能掌握传统养生功法的一般理论,又能进行功法的实践。我校十分重视传统养生功法的教学和推广,学校每年举办一届“华佗杯”传统保健运动会,并积极参加国家级、省级、市级的传统养生功法相关比赛。

为深入推进构建网络化、数字化、终身化教育体系,建设人人皆学、处处可学、时时能学的学习型社会,进一步探索和开发“互联网+养生”模式,调动我校教师参与数字化课程建设的积极性,提高数字资源教材的创作和运用能力,全面贯彻落实《“健康中国 2030”规划纲要》等文件精神,我校将传统养生功法建设为精品课程,我校教师在总结多年教学实践经验的基础上,根据学生专业学习、职业发展和养生锻炼需求,编写了本教材。

本教材共六个模块:模块一、二十四式简化太极拳;模块二、八段锦;模块三、易筋经;模块四、五禽戏;模块五、五行掌;模块六、三十二式太极剑。每个模块相对独立,各有其特点,适用于不同人群,易学易练。

本书主要供职业院校中医康复技术、中医养生保健、中医、中药、护理、药剂等相关专业使用。

本教材的编写得到了成都中医药大学附属医院针灸学校和多家中医药企业的大力支持。编者们在编写过程中团结协作、乐于奉献,保证了本教材编写工作顺利完成。由于编者水平有限,书中若有疏漏和不足之处,敬请广大读者批评指正,以便不断完善。

编　者

2023 年 3 月

配 套 资 源

欢迎登录“中科云教育”平台，**免费** 数字化课程等你来！

本教材配有图片、视频、音频、动画、题库、PPT 课件等数字化资源，持续更新，欢迎选用！

“中科云教育”平台数字化课程登录路径

电脑端

- 第一步：打开网址 http://www.coursegate.cn/short/M44AT.action
- 第二步：注册、登录
- 第三步：点击上方导航栏“课程”，在右侧搜索栏搜索对应课程，开始学习

手机端

- 第一步：打开微信“扫一扫”，扫描下方二维码
- 第二步：注册、登录
- 第三步：用微信扫描上方二维码，进入课程，开始学习

目 录

模块一　二十四式简化太极拳

素质目标：

1. 了解中国传统养生功法的文化内涵。
2. 理解二十四式简化太极拳的技术特点和技击原理。
3. 领会二十四式简化太极拳的锻炼价值和作用。
4. 结合理论知识和二十四式简化太极拳的功理作用，理解辨证施功。
5. 提高学生自学、自练、自测、自评的独立体育参与能力。
6. 寓德育于体育，增强学生的体育道德品质。

知识目标：

1. 掌握太极拳的动作要点。牢记每个动作的注意事项。
2. 掌握太极拳的功理作用。

技能目标：

1. 能够独立完成太极拳的全套技术动作。
2. 掌握动作、呼吸、意识的协调配合。
3. 提高学生的柔韧、协调等身体素质。

一、动作名称

第一段

起势　左右野马分鬃　白鹤亮翅　左右搂膝拗步　手挥琵琶

第二段

左右倒卷肱　左揽雀尾　右揽雀尾　单鞭

第三段

云手　单鞭　高探马　右蹬脚　双峰贯耳　转身左蹬脚

第四段

左下势独立　右下势独立　左右穿梭　海底针　闪通臂
转身搬拦捶　如封似闭　十字手　收势

二、动作图解

第　一　段

（一）起势

动作一：身体自然直立，呈立正姿势，左脚向左开立，与肩同宽，两臂自然下垂，两手放于大腿外侧。两眼平视前方（图 1-1A）。

动作二：两臂慢慢向前平举，两手高与肩平，掌心向下（图 1-1B）。

动作三：上体保持正直，两腿慢慢屈膝半蹲，重心落在两腿之间，成马步；同时两掌轻轻下按至腹前，两肘下垂与两膝相对；两眼平视前方（图 1-1C）。

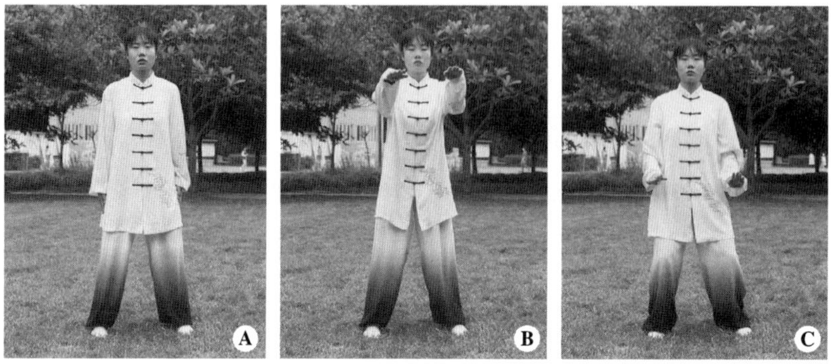

图 1-1 起势

【动作要点】

（1）预备时，头颈正直，下颌微向后收，不要故意挺胸或收腹。起势由立正姿势开始，然后左脚向左分开，成开立步。精神要集中。

（2）起势时，两肩下垂，两肘松垂，手指自然微屈。屈膝松腰，臀部不可凸出，身体重心落于两腿中间。两臂下落和身体下蹲的动作要协调一致。

【注意事项】

（1）向左开步时，若身体左右摇晃，可单独练习下肢步法，有意识地保持上体中正。

（2）两臂练习前举和下按时，两肩保持自然下沉，肩、肘、手缓慢自然上提下按。两肘关节不可外撑、上扬；两肩不能上耸。

（二）左右野马分鬃

动作一：接上式，上体稍向右转，重心移到右腿上；右臂屈抱于右胸前，手高不得超过肩，肘略低于手，掌心向下（图 1-2A）；左手经体前向右下划弧至右手下，掌心向上，两手上下相对，如抱球状；左脚收至右脚内侧，脚尖点地；眼看右手。

动作二：上体左转；左脚向左前方迈出，脚跟轻轻着地，重心落在右腿上。重心前移，左腿屈膝前弓；右腿自然蹬直，成左弓步；同时上体继续左转，左右手随转体慢慢分别向左上、右下分开，左手移至体前，与眼同高，掌心斜向上；右手按至右胯旁，掌心向下，指尖朝前；两臂微屈；眼看左手（图 1-2B）。

动作三：上体慢慢后坐，重心移至右腿上，左脚尖翘起微向外撇（45°～60°），随后脚掌慢慢踏实，左腿慢慢前弓，身体左转，重心移至左腿；同时左手翻转向下，左臂收在胸前平屈，右手向左上划弧至左手下，两手掌心相对，呈抱球状；右脚随之收至左脚内侧，脚尖点地；眼仍看左手（图 1-2C、D）。

动作四：右腿向右前方迈出，左腿自然伸直，成右弓步；同时上体右转，左右手随转体分别慢慢向左下、右上分开，右手掌心斜向上，高与眼平，两肘微屈，左手按至左胯旁，掌心向下，指尖向前；眼看右手（图 1-2E）。

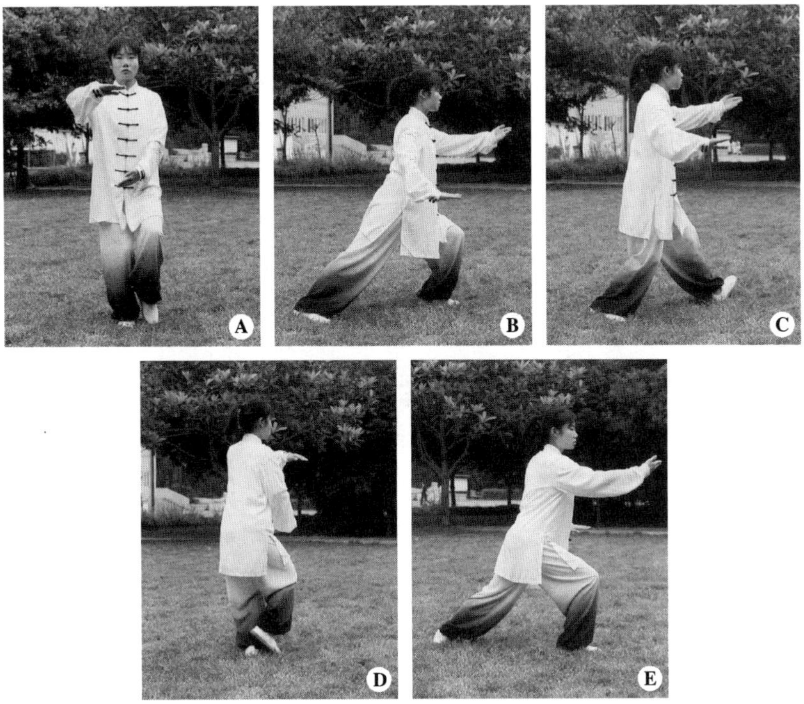

图 1-2　左右野马分鬃

动作五、六：与动作三、四相同，只是左右相反。

【动作要点】

（1）上体不可前俯后仰，胸部须宽松舒展。两臂分开时要保持弧形。身体转动时要以腰为轴。弓步动作与分手的速度要均匀一致。做弓步时，迈出的脚先脚跟着地，然后脚掌慢慢踏实，脚尖向前，膝盖不要超过脚尖；后腿自然伸直；前后脚夹角 45°～60°（需要时可调整后脚脚跟蹬地动作）。

（2）左右野马分鬃式的弓步，前后脚的脚跟要分列在中轴线两侧，两脚跟之间的横向距离（即以动作行进的中线为纵轴，其两侧的垂直距离为横向）应保持在 10～30 厘米。

【注意事项】

（1）步法出现沉重急促，拖泥带水时，可多练习脚上步法，上步时步法要轻盈，慢慢屈膝提收。

（2）弓步时后脚跟没有外展后蹬，造成挺胸、侧肩、开胯、敞裆的错误时，可进行左、右弓步练习，后脚跟要保持外展，向后蹬。

（3）手脚配合不协调时，步法不要太大，以降低下肢的负担；分解动作练习，使上下肢配合协调一致。

（三）白鹤亮翅

动作一：接上式，上体微向左转；左手翻掌向下，左臂平屈胸前，右手向左上划弧，掌心转向上，与左手相对，呈抱球状；眼看左手（图 1-3A）。

动作二：右脚跟进半步，上体后坐，重心移至右腿，身体稍向右移，面向右前方，眼看右手；然后左脚稍向前移，脚尖点地，成左虚步；同时身体微向左转，面向前方，两手随转体慢慢向右上、左下分开，右手上提停于右额前上方，掌心向左后方，左手落于左胯前，掌心向下；两眼平视前方（图 1-3B、C）。

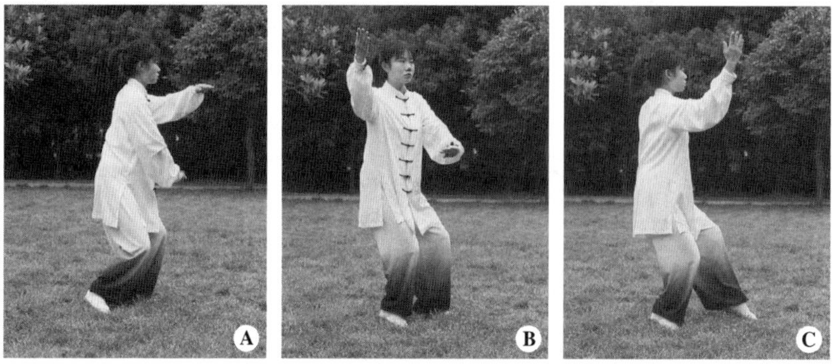

图 1-3 白鹤亮翅

【动作要点】 胸部不要挺出，两臂保持半圆形，左膝要微屈。身体重心后移和右手上提、左手下按要协调一致。

【注意事项】

（1）身体不可后仰，注意下颌内收，有意识收腹、含胸，头上顶。

（2）手臂后展过大时手臂可略向前撑圆，使胸部内含。

（四）左右搂膝拗步

动作一：接上式，右手从体前下落，由下向后上方划弧至右肩外侧，手与耳同高，掌心斜向上；左手由左下向上、向右划弧至右胸前，掌心斜向下；同时上体先微向左转再向右转；左脚收至右脚内侧，脚尖点地，眼看右手（图 1-4A、B）。

动作二：上体稍左转；左脚向左前方迈出，脚跟轻轻落地，成左弓步；同时右臂屈肘，右手屈回由耳侧向前推出，高与鼻尖平，左手向下由左膝前搂过落在左胯旁，指尖向前；眼看右手手指（图 1-4C）。

动作三：右腿慢慢屈膝，身体后坐，重心移至右腿，左脚尖翘起微向外撇，随后脚掌慢慢踏实，左腿前弓，身体左转，重心移至左腿，右腿向左脚靠拢，脚尖点地；同时左手向外翻掌，由左后方向上划弧至左肩外侧，肘微屈，手与耳同高，掌心向前前推；右手随转体向上、向左下划弧落于左胸前，掌心斜向下；眼看左手（图 1-4D）。

动作四、五：与动作二、三相同，只是左右相反（图 1-4E）。

动作六：与动作二相同。

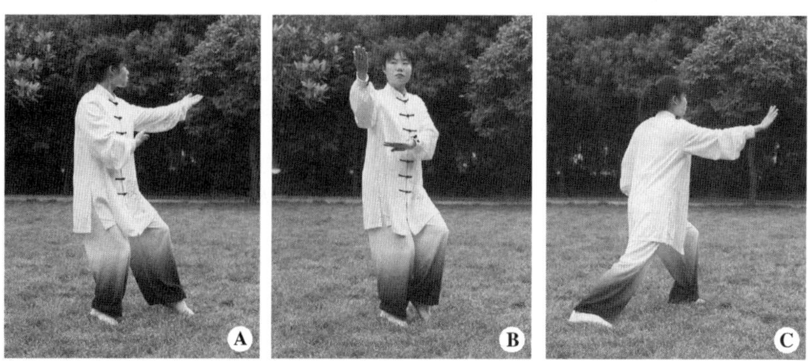

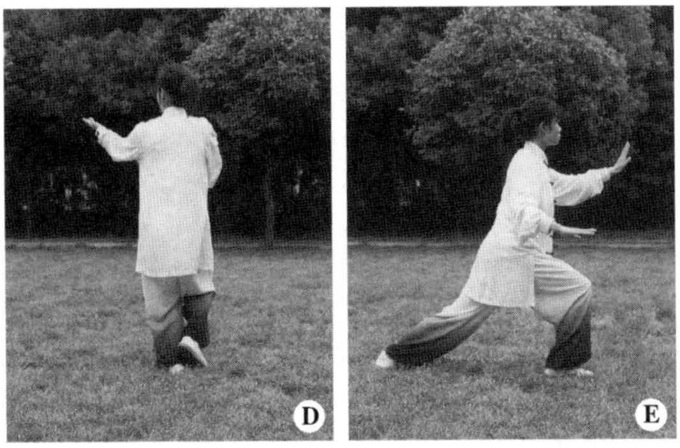

图 1-4　左右搂膝拗步

【动作要点】

（1）掌心向前前推时，身体不可前俯后仰，要保持松腰松胯。

（2）推掌时要沉肩垂肘，坐腕舒掌，动作须与松腰、弓腿上下协调一致。

（3）搂膝拗步成弓步时，两脚跟的横向距离保持 30 厘米左右。

【注意事项】

（1）跟步收脚摆臂时，若身体前俯或侧倒，可将姿势抬高一点练习，降低步法移动的难度，保持身体中正、虚实。

（2）若落脚太重可反复进行一脚支撑，另一脚出脚、收回的练习，体会下肢重心（虚实）的转换。

（五）手挥琵琶

接上式，右脚向前跟进半步，上体后坐，身体重心转至右腿上，身体稍向右转，左脚略提起稍向前移，变成左虚步，脚跟着地，脚尖翘起，膝部微屈。同时左手由左下向上挑举，高与鼻尖平，掌心向右，臂微屈；右手收回放在左肘里侧，掌心向左；眼看左手示指（图 1-5）。

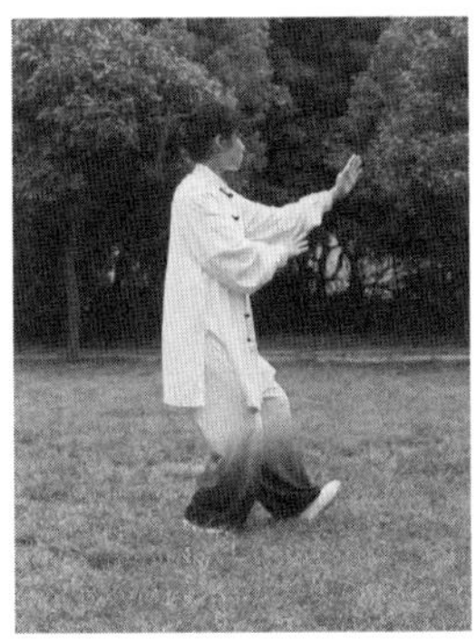

图 1-5　手挥琵琶

【动作要点】

（1）身体要平稳自然，沉肩垂肘，胸部放松。

（2）左手上起时不要直向上挑，要由左向上、向前，微带弧形。

（3）右脚跟进时，脚掌先着地，再全脚踏实。身体重心后移和左手上起、右手回收的动作要协调一致。

【注意事项】

（1）身体中正，前腿微屈，使臀部收敛。

（2）若两手相合手臂屈肘太大，可体会手臂在微屈的前提下，尽量前伸，使动作舒展大方。

（3）在完成手挥琵琶的动作后，有意识地进行耸肩、沉肩的对比练习，避免耸肩。

第　二　段

（六）左右倒卷肱

动作一：接上式，身体稍右转；右手翻掌（掌心向上）经腹前由下向后上方划弧平举，臂微屈，左手随即翻掌向上；视线随着向右转体先向右看，再转向前方看左手（图 1-6A）。

动作二：右臂屈肘折向前，右手由耳侧向前推出，掌心向前，左臂屈肘后撤，掌心向上，撤至左肋外侧；同时左腿轻轻提起向后稍偏左侧退一步，前脚掌先着地，然后全脚掌慢慢踏实，重心移到左腿上，成右虚步，右脚随转体以脚掌为轴扭正；眼看右手（图 1-6B、C）。

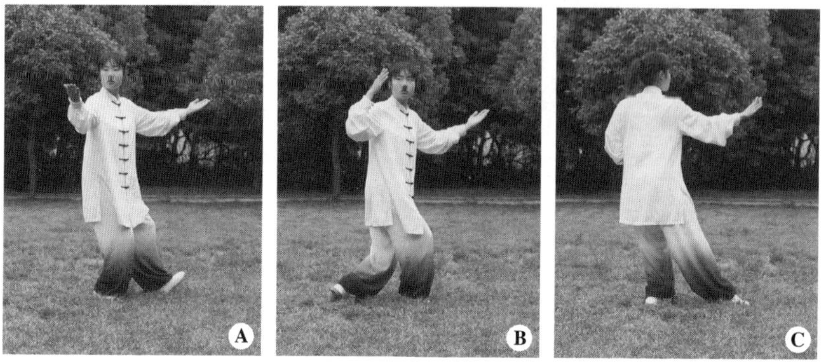

图 1-6　左右倒卷肱

动作三：身体微向左转，同时左手随转体向后上方划弧平举，掌心向上，右手随即翻掌，掌心向上；眼随转体先向左看，再转向前方看右手。

动作四、五：与动作二、三相同，只是左右相反。

动作六、七：与动作二、三相同。

动作八：与动作二相同，只是左右相反。

【动作要点】

（1）前推的手不要伸直，后撤手也不可直向回抽，随转体走弧线。前推时，要转腰松胯，两手的速度要一致，避免僵硬。

（2）退步时，前脚掌先着地，再慢慢全脚踏实，同时，前脚随转体以脚掌为轴扭正。退左脚时脚掌略向左后斜，退右脚时脚掌略向右后斜，避免两脚落在一条直线上。

（3）后退时，眼神随转体动作先向左或右看，然后再转看前手。最后一个动作退右脚时，脚尖外撇的角度略大些，便于接做下一式“左揽雀尾”的动作。

【注意事项】

（1）下肢步法移动时，步幅缩小、速度放慢，体会下肢重心的虚实转换。

（2）若上下肢配合不协调可分解练习，即分解为转腰举臂、撤步收手、虚步推掌三个动作，每一个动作完成后可以停顿，体会上下肢的配合，最后连贯练习。

（七）左揽雀尾

动作一：接上式，上体微向右转，同时右手随转体向后上方划弧平举，掌心向上，左手放松，掌心向下；眼看左手（图 1-7A）。

动作二：上体继续右转，左手自然下落，同时逐渐翻掌经腹前划弧至右肋前，掌心向上；右臂屈肘，掌心转向下，收至右胸前，两手相对呈抱球状；同时重心落在右腿上，左脚收回靠拢右脚，脚尖点地；眼看右手（图 1-7B）。

动作三：上体微向左转，左脚向左前方迈出，上体继续向左转，右腿自然蹬直，左腿屈膝，成左弓步；同时左臂向左前方掤出（即左臂平屈呈弓形，用前臂外侧和手背向前推出），高与肩平，掌心向后；右手向右下落于右胯旁，掌心向下，指尖向前；眼看左臂（图 1-7C）。

动作四：身体微向左转，左手随即前伸翻掌向下，右手翻掌向上，经腹前向上、向前伸至左前臂下方；然后两手下捋，即上体向右转，两手经腹前向右后上方划弧，直至右手掌心向上，高与肩齐，左臂平屈于胸前，掌心向后；同时身体重心移至右腿；眼看右手（图 1-7D、E）。

动作五：上体微向左转，右臂屈肘折回，右手附于左手腕里侧（相距约 5 厘米），上体继续左转，双手同时向前慢慢挤出，左手掌心向右，右手掌心向前，左前臂保持半圆；同时重心逐渐前移变成左弓步；两眼平视前方（图 1-7F、G）。

动作六：左手翻掌，掌心向下，右手经左腕上方向前、向右伸出，高与左手齐，掌心向下，两手左右分开，宽与肩同；然后右腿屈膝，身体慢慢后坐，重心移至右腿上，左脚尖翘起；同时两手屈肘回收至腹前，掌心均向前下方；两眼平视前方（图 1-7H、I）。

动作七：上势不停，重心慢慢前移，同时两手向前、向上按出，掌心向前；左腿前弓成左弓步；两眼平视前方（图 1-7J）。

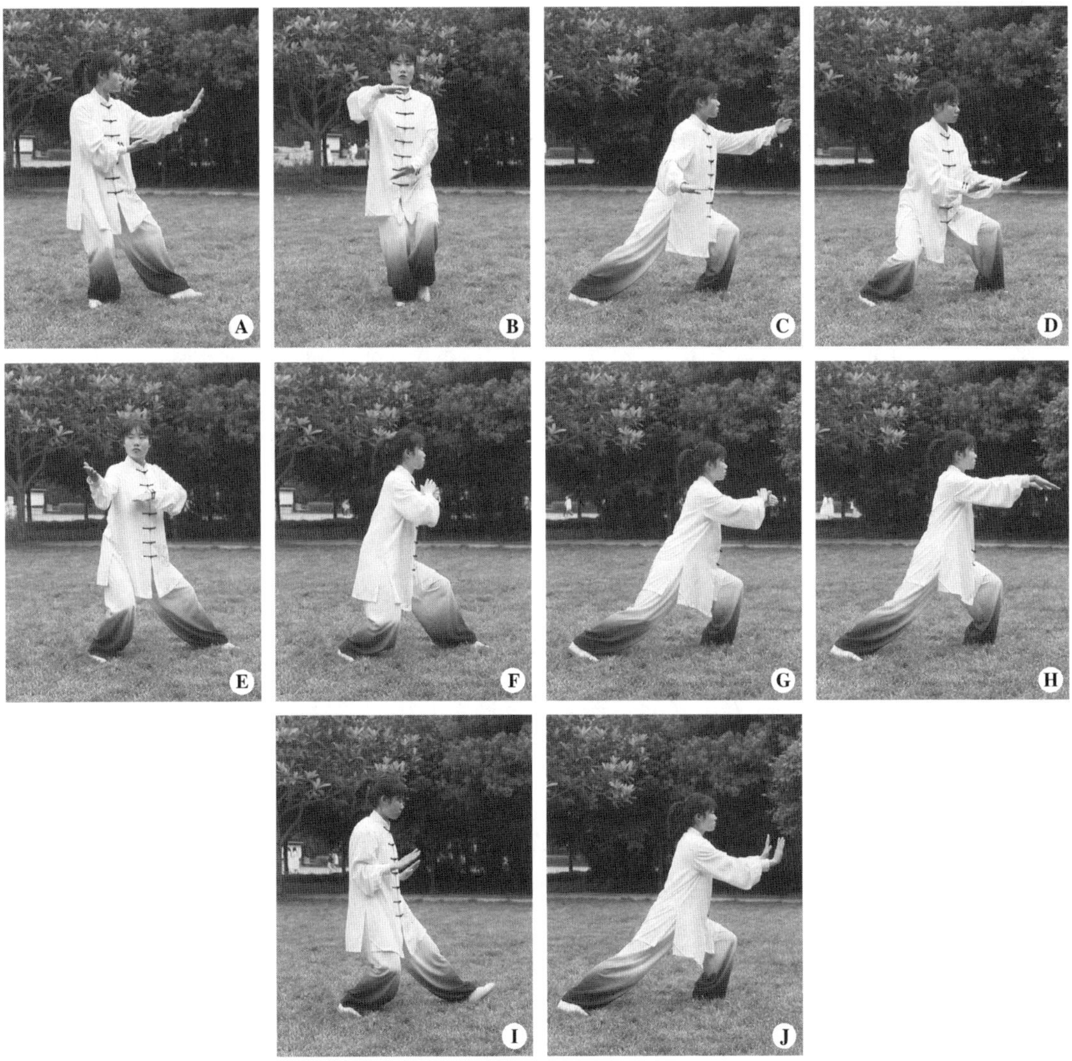

图 1-7 左揽雀尾

【动作要点】

（1）左臂掤出时，两臂前后均保持弧形。分手、松腰、弓腿三个动作必须协调一致。左揽雀尾弓步时，两脚跟横向距离不超过 10 厘米。

（2）两手下捋时，上体不可前倾，臀部不要凸出。两手下捋须随腰旋转，仍走弧线。左脚全掌着地。

（3）两手向前挤时，上体要正直。挤的动作要与松腰、弓腿相协调一致。

（4）两手向前按时须走曲线，腕部高与肩平，两肘微屈。

【注意事项】

（1）若身体起伏明显，要加强下肢力量练习，同时注意重心移动过程中要松腰松胯，以腰胯带动下肢，使两腿屈伸灵活自如。

（2）重心前移时，有意识地把注意力放到后腰上，使后腰前顶；后坐时则把注意力放到下腹，使小腹内收下引，从而使身体保持正直。

（3）若腰部的转动不够充分，可将姿势抬高，使后腿的膝关节外展，体会腰部的转动。

（八）右揽雀尾

动作一：接上式，身体后坐并向右转，重心移至右脚，左脚尖内扣；右手向右平行划弧至右侧，然后由右下经腹前向左上划弧至左肋前，掌心向上；左臂平屈胸前，左手掌心向下与右手呈抱球状；同时重心再移至左腿，右脚向左脚靠拢，脚尖点地；眼看左手（图 1-8）。

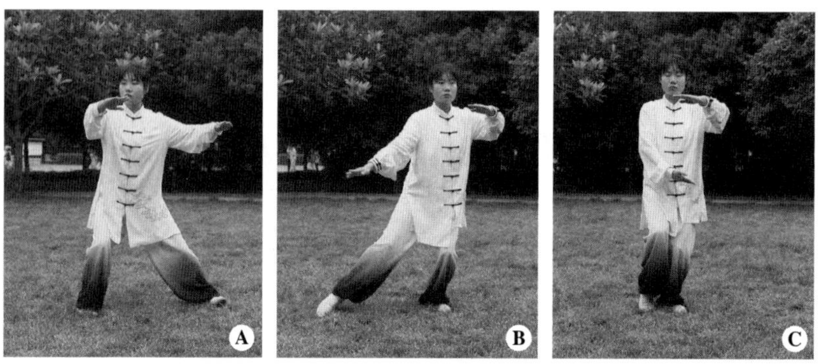

图 1-8　右揽雀尾

动作二至动作六：与“左揽雀尾”动作三至动作七相同，只是左右方向相反。

动作要点和注意事项均与“左揽雀尾”相同，只是左右相反。

（九）单鞭

动作一：接上式，身体后坐，重心逐渐移至左腿，右脚尖内扣，同时上体左转，两手（左高右低）向左弧形运转，直至左臂平举，伸于身体左侧，掌心向左，右手经腹前运至左肋前，掌心向后上方；眼看左手。

动作二：重心渐渐移至右腿上，左脚向右脚靠拢，脚尖点地；同时右手向右上方划弧（掌心由里转向外），至右侧方时变勾手，臂与肩平；左手向下经腹前向右上划弧停于右肩前，掌心向里；眼看左手（图 1-9A）。

动作三：身体微向左转，左脚向左前侧方迈出，右脚跟后蹬，成左弓步；在重心移向左腿的同时，左掌随身体左转慢慢翻转向前推出，掌心向前，手指与眼齐平，臂微屈；眼看左手（图 1-9B）。

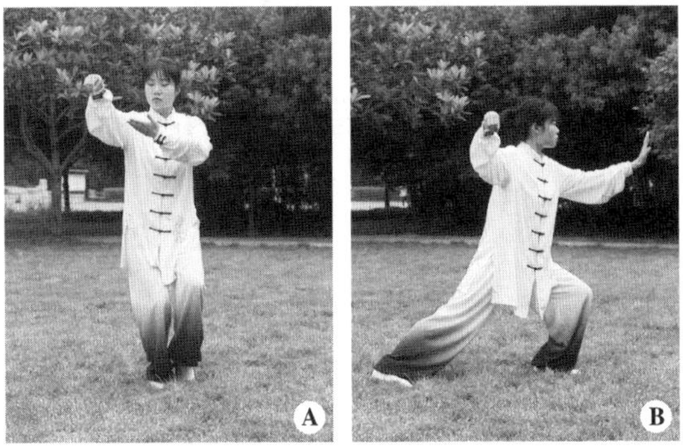

图 1-9　单鞭

【动作要点】

（1）保持腰脊正直，松腰。完成式时，右肘稍下垂，左肘与左膝上下相对，两肩下沉。

（2）左手向外翻掌前推时，要随转体边翻掌边推出，不要翻掌太快或突然翻掌。

（3）全部过渡动作上下肢要协调一致。

【注意事项】

（1）强调边旋臂边推掌，旋臂与推掌同时结束。

（2）慢速练习弓步与单鞭动作，要求弓步前移与单鞭配合一致。

第　三　段

（十）云手

动作一：接上式，重心移至右腿上，身体渐向右转，左脚尖内扣；左手经腹前向右上划弧至右肩前，掌心斜向后，同时右手变掌，掌心向右前方；眼看左手（图 1-10A、B）。

动作二：身体慢慢左转，重心随之逐渐左移；左手由面前向左侧运转，掌心渐渐转向左方；右手由右下经腹前向左上划弧至左肩前，掌心斜向后；同时右脚靠近左脚，成小开立步（两脚相距 10～20 厘米）；眼看右手（图 1-10C、D、E）。

动作三：身体再向右转，同时左手经腹前向右上划弧至右肩前，掌心斜向后；右手向右侧翻转，掌心向右；随之左腿向左横跨一步；眼看左手（图 1-10F、G）。

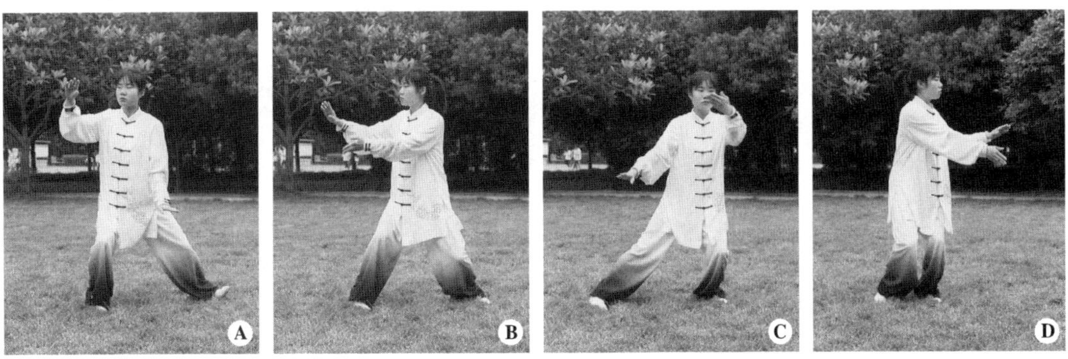

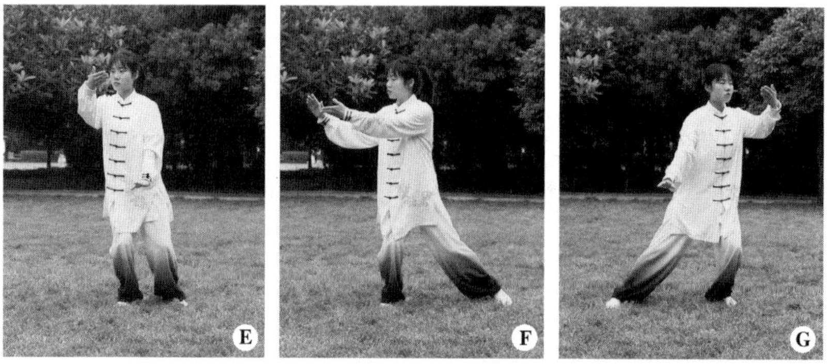

图 1-10 云手

动作四至动作五：与动作二至动作三相同。

动作六：与动作二相同。

【动作要点】

（1）身体转动要以腰脊为轴，松腰、松胯，不可忽高忽低。两臂随腰的转动而运转，要自然圆活，速度要缓慢均匀。

（2）下肢移动时，重心要稳定，脚掌先着地再踏实，脚尖向前。

（3）眼的视线随左右手而移动。

（4）动作六右脚跟步时，脚尖微内扣，便于接下一式“单鞭”的动作。

【注意事项】

（1）慢速练习，强调当手运行到一侧时，另一侧的脚收回（或迈出）。

（2）两掌运转时需要同时转腰，体会腰部的动作。

（十一）单鞭

动作一：接上式，身体右转，重心移向右腿，左脚跟提起，右手经面前向右划弧，至右前方时，掌心翻转变勾手；左手向下经腹前向右划弧至右肩前，掌心转向内；眼看左手（图 1-11A、B）。

动作二：身体左转，左脚向左前方上步，脚跟落地；左手经面前向左划弧，掌心向内；眼看左手。上体继续左转，重心前移，左脚踏实，左腿屈弓，右腿自然蹬直，脚跟外展，成左弓步；左手经面前翻转向前推出，腕与肩平，左肘与左膝上下相对；右勾手举于侧后方，腕与肩平；眼看左手（图 1-11C）。

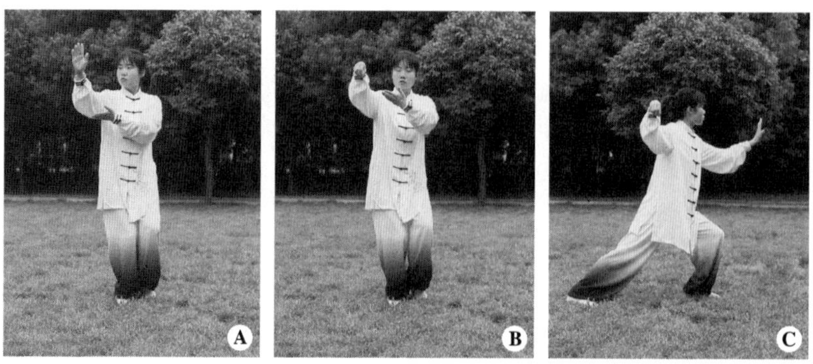

图 1-11 单鞭

动作要点和注意事项与“(九)单鞭”相同。

(十二)高探马

动作一：接上式，右脚向前收拢半步，脚前掌着地，距左脚约一脚长。身体稍右转；重心后移，右脚踏实，右腿屈坐，左脚跟提起；右勾手松开，两手翻转向上，两臂前后平举，肘关节微屈；眼看右手(图 1-12A)。

动作二：身体左转，脚前掌着地，成左虚步；右手屈收，经头侧再向前推出，腕与肩同高，掌心向前；左臂屈收，左手收至腹前，掌心向上，眼看右手(图 1-12B)。

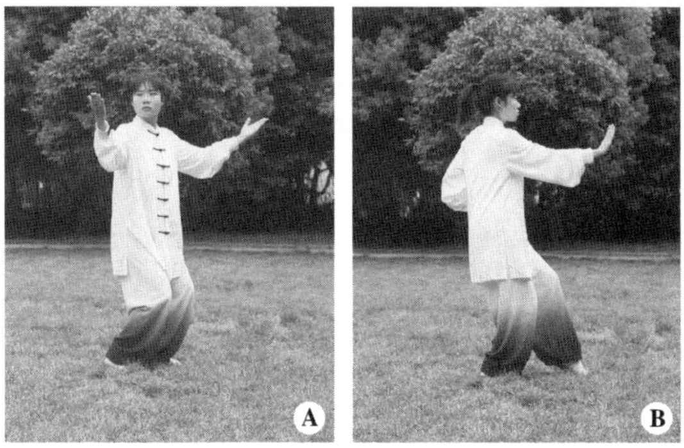

图 1-12　高探马

【动作要点】

(1)上体自然正直，双肩要下沉，右肘微下垂。

(2)跟步转换重心时，身体不要有起伏。

【注意事项】　后坐翻掌时，不可过分转头看右手，以免头颈紧张。

(十三)右蹬脚

动作一：接上式，左手经右手背向右前方穿出，两手交叉，腕关节相交，左掌心斜向上，右掌心斜向下。上体左转；左脚向左前方迈出，脚跟着地，左手内旋，两手虎口相合举于头前，掌心皆向外，眼看左手。重心前移，左脚踏实，左腿屈弓，右脚自然蹬直，两手同时向左右分开，两臂外撑，眼看右手(图 1-13A、B)。

动作二：左腿支撑，右腿屈膝上提；两手向腹前划弧相交合抱，举至胸前，右手在外，两掌心皆向内，眼看右前方(图 1-13C)。

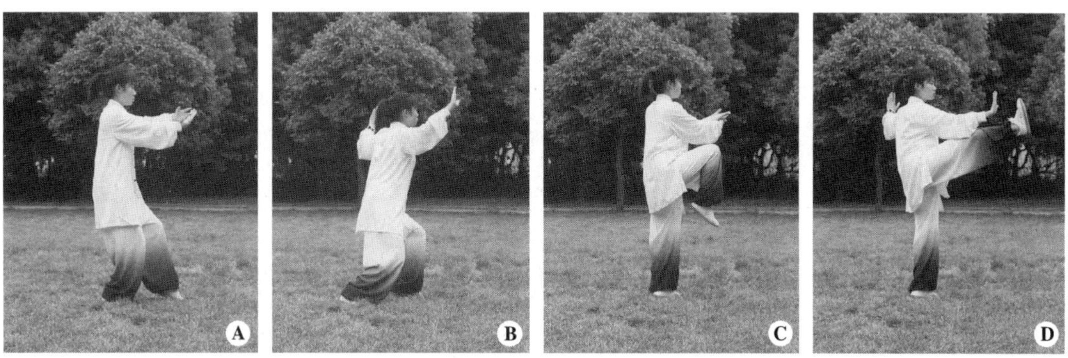

图 1-13　右蹬脚

动作三：右脚跟用力慢慢向右前方蹬出。左腿微屈，右腿伸直，两手掌心向外撑开，两臂展于身体两侧，肘关节微屈，两腕与肩平。眼看右手（图 1-13D）。

【动作要点】

（1）身体要稳定，不可前俯后仰。

（2）两手分开时，腕部与肩齐平。

（3）蹬脚时，左腿微屈，右脚尖回勾，脚跟用力。

（4）两臂外展和蹬脚动作须协调一致。

（5）右臂和右腿上下相对。

【注意事项】

（1）支撑腿屈膝不要太大，防止上体后仰。练习时强调收胯，支撑腿要伸直，使上体保持正直。

（2）两掌分撑不可太高，练习分掌外翻时，要沉肩垂肘，两臂展于身体两侧，两腕与肩平。

（十四）双峰贯耳

动作一：右腿屈膝回收，膝盖提起，脚尖自然下垂；左手由后向上、向前落至体前，与右手并行落于右膝上方，掌心皆向上，指尖向前；眼看前方（图 1-14A）。

动作二：右脚向右前方下落上步，脚跟着地，脚尖斜向右前方；两手收至两腰侧，掌心向上。重心前移，右脚踏实，右腿屈弓，左腿自然蹬直，成右弓步；两手握拳由两侧向上、向前划弧摆至面前，两臂半屈呈弧，两拳相对呈钳形，相距同头宽，前臂内旋，两拳眼斜向下；眼看前方（图 1-14B、C）。

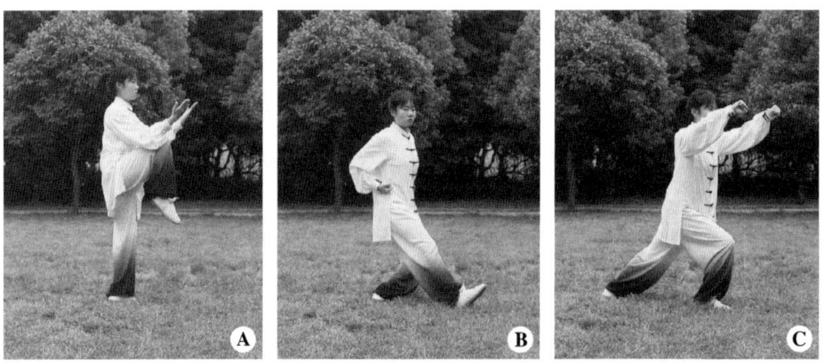

图 1-14 双峰贯耳

【动作要点】 完成式时，头颈正直，松腰松胯，两拳松握，沉肩垂肘，两臂均保持弧形。双峰贯耳式的弓步和身体方向与右蹬脚方向相同。弓步的两脚跟横向距离不超过 10 厘米。

【注意事项】

（1）贯拳时两臂不可伸直，拳眼不可相对，两手应握拳从两侧向上、向前划弧摆至面前，两臂半屈呈弧，两拳相对呈钳形，两拳眼斜向下。

（2）定势时要保持两肩放松，立身中正，沉肩坠肘，不可耸肩缩颈，低头拱背，俯身凸臀。

（十五）转身左蹬脚

动作一：接上式，左腿屈坐，重心后移至左腿，上体左转；右腿伸直，脚尖内扣；两拳松开变掌，左手经头前向左侧划弧，两臂微屈举于身体两侧，两掌心向外；眼看左手（图 1-15A、B）。

动作二：重心右移至右腿，右腿屈膝后坐，左脚收至右脚内侧，脚尖点地；两手向下划弧，于腹前交叉合抱，举至胸前，左手在外，掌心皆向内；眼看左前方（图 1-15C、D）。

动作三：两掌心转向外，两手向左前方和右后方划弧分开平举，两臂微屈；右脚支撑，左腿屈膝高提，左脚脚尖上勾，脚跟用力向左前上方慢慢蹬出；眼看左手（图 1-15E）。

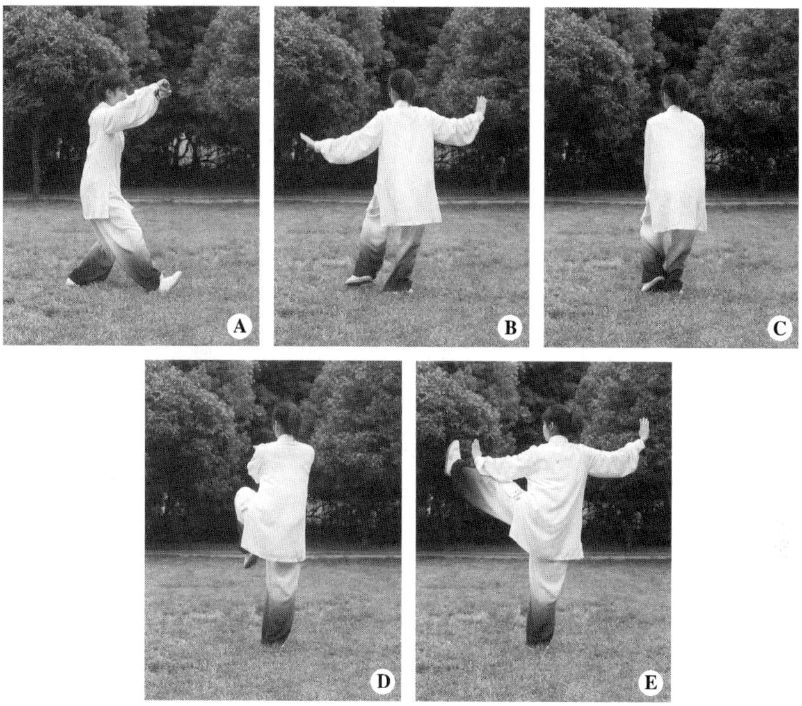

图 1-15　转身左蹬脚

【动作要点】 与“（十三）右蹬脚”相同，只是左右相反。左蹬脚方向与右蹬脚的方向呈 180°。

【注意事项】 重心左右移动不充分、两腿虚实不清时，可多做两腿重心转移的单腿支撑练习。转体时上体左转，左腿屈坐，右腿伸直，脚尖内扣。

第　四　段

（十六）左下势独立

动作一：接上式，左腿收回平屈，左脚下落收于右踝内侧；身体右转；右掌变成勾手，左掌向上、向右划弧下落，立于右肩前，掌心斜向后，指尖向上；眼看右勾手（图 1-16A）。

动作二：右腿慢慢屈膝下蹲，左脚由内侧向左侧伸出，成左仆步；左手下落（掌心向外）向左下顺左腿内侧向前穿出；眼看左手（图 1-16B）。

动作三：重心前移，左脚跟为轴，脚尖尽量向外撇，左腿前弓，右腿后蹬，右脚尖内扣，上体微向左转并向前起身；同时左臂继续向前伸出（立掌），掌心向右，右勾手下落，勾尖向后；眼看左手（图 1-16C）。

动作四：右腿慢慢提起平屈，成左独立式；同时右手变掌，并由后下方顺右腿外侧向前弧形摆出，屈臂立于右腿上方，肘与膝相对，掌心向左；左手落于左胯旁，掌心向下，指尖向前；眼看右手（图 1-16D）。

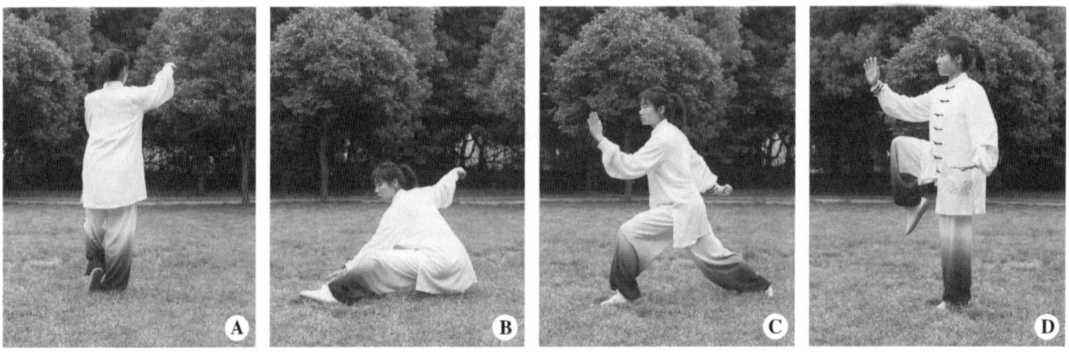

图 1-16　左下势独立

【动作要点】 上体要正直，左独立式时左腿要微屈，右腿提起时脚尖自然下垂。

【注意事项】

（1）下势仆步姿势过高时，可加强下肢柔韧性练习，多练习仆步压腿动作。

（2）下势接独立式时，要先转身，避免臀部向前顶起，使上体前倾。

（十七）右下势独立

动作一：接上式，右脚落于左脚右前方，脚尖点地；左脚以脚掌为轴向左转体；左手变勾手提举于身体左前方，高与肩平，右手经头前向左划弧摆至左肩前，掌心向左；眼看左勾手（图 1-17）。

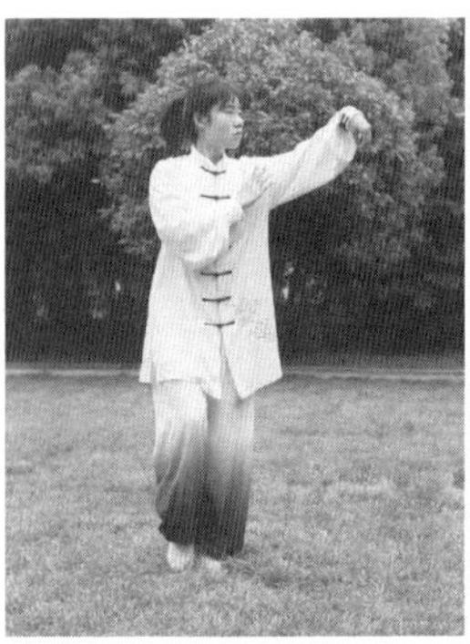

图 1-17　右下势独立

动作二至动作四：与“（十六）左下势独立”的动作二至动作四相同，只是左右相反。

【动作要点】

（1）右脚尖触地后必须稍微提起，然后再向下仆腿。

（2）其他与“（十六）左下势独立”相同，只是左右相反。

【注意事项】

（1）落脚转身时重心始终放在左脚上，不可移向右腿，转身后重心再移向左腿。

（2）其他注意事项参见“（十六）左下势独立”。

（十八）左右穿梭

动作一：接上式，身体左转，左脚向左前方落步，脚跟着地，脚尖外撇，右脚跟离地，两腿屈膝成半坐盘式；两手在左肋前上下相抱，左手掌心向下左手内旋；右脚收于左踝内侧，脚尖点地；眼看左前臂（图 1-18A）。

动作二：身体右转，右脚向右前方上步，屈膝弓腿成右弓步；同时右手翻转上举，掌心斜向上；左手推至体前，腕高与肩平；眼看左手（图 1-18B）。

动作三：重心稍后移，右脚尖向外撇，随即重心移至右腿，左脚跟进，停于右脚内侧，脚尖点地；同时两手在右胸前上下相抱；眼看右前臂（图 1-18C）。

动作四：与动作二相同，只是左右相反（图 1-18D）。

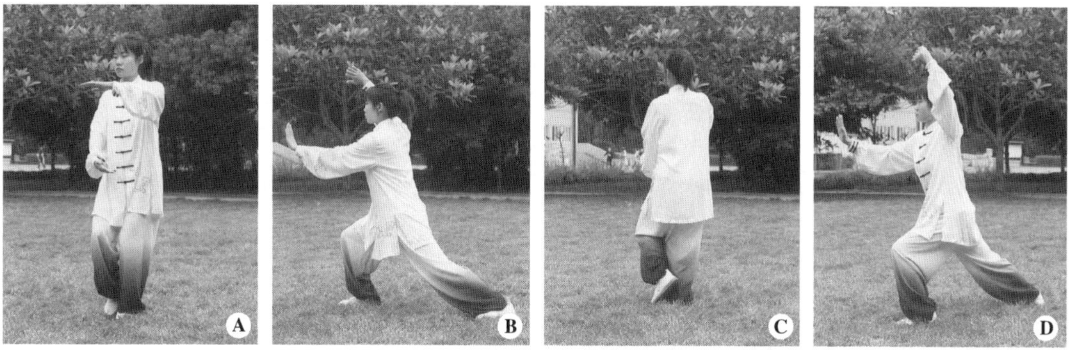

图 1-18　左右穿梭

【动作要点】

（1）完成姿势面向斜前方。

（2）手推出后，上体不可前俯。手向上举时不要引肩上耸。一手上举、一手前推要与腰腿前弓上下协调一致。

（3）做弓步时，两脚跟的横向距离保持在 30 厘米左右。

【注意事项】　若推掌时身体歪斜，架掌外展不应过大，可有意识保持头正、两肩平行，肘关节不要外翻过大。

（十九）海底针

右脚向前跟进半步，身体重心移至右脚，左脚稍向前移，脚尖点地，成左虚步；同时身体稍右转，右手下落经体前向后、向上提抽至肩上耳旁，再随身体左转，由右耳旁斜向前下方插出，掌心向左，指尖斜向下；与此同时，左手向前、向下划弧落于左胯旁，掌心向下，指尖向前；眼看前下方（图 1-19）。

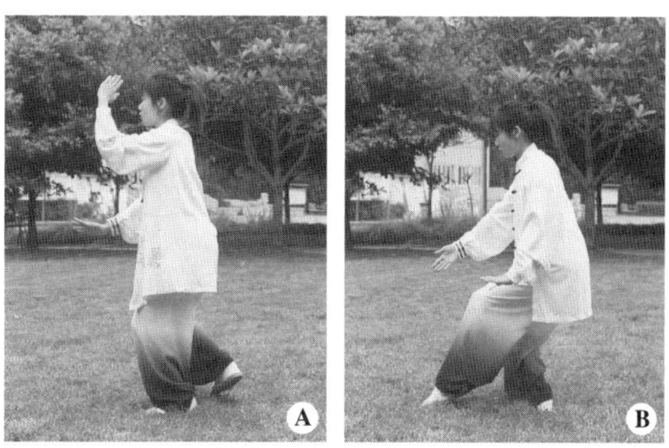

图 1-19　海底针

【动作要点】

（1）身体要先向右转，再向左转。

（2）上体不可太前倾。

（3）避免低头和臀部外凸。

（4）左腿要微屈。

【注意事项】

（1）低头俯腰动作不可过大，上体要舒展拔背，头部上顶。

（2）下肢虚实不分明时可先高姿势练习下肢虚实，然后逐渐降低重心。

（二十）闪通臂

接上式，上体右转，左脚向前迈出，屈膝弓腿成左弓步；同时右手由体前上提，屈臂上举，停于右额前上方，掌心翻转斜向上，拇指朝下；左手上起经胸前向前推出，高与鼻尖平，掌心向前；眼看左手（图 1-20）。

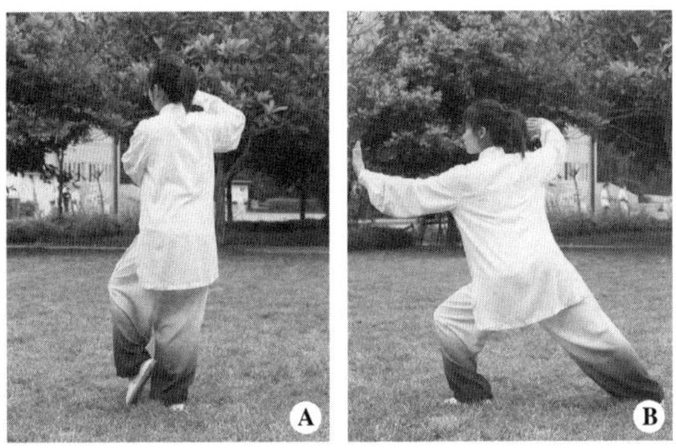

图 1-20　闪通臂

【动作要点】

（1）完成姿势身体要自然正直，松腰、松胯；左臂不要完全伸直，背部肌肉要充分伸展。

（2）推掌、举掌和弓腿动作要协调一致。

（3）弓步时，两脚跟横向距离不超过 10 厘米。

【注意事项】

（1）多练习定势动作，定势时成左弓步，身体朝正前方，眼看前手，不可扭胯侧身，做成侧弓步。

（2）推掌和弓步应同时练习，上下协调一致，不可脚快手慢，上下动作不合拍。

（二十一）转身搬拦捶

动作一：接上式，上体后坐，重心后移至右腿，右腿屈坐，左脚尖内扣，身体向右后转，然后重心再移至左腿上；同时右手随转体向右、向下（变拳）经腹前划弧至左肋旁，拳心向下，左掌上举于头前，掌心斜向上；眼看前方（图 1-21A）。

动作二：向右转体，右拳经胸前向前翻转撇出，拳心向上；左手落于左胯旁，掌心向下，指尖向前；同时右脚收回后（不要停顿或脚尖点地）即向前迈出，脚尖外撇；眼看右拳（图 1-21B、C）。

动作三：重心移至右腿上，左脚向前迈一步；左手上起经左侧向前上划弧拦出，掌心向前下方；同时右拳向右划弧收到右胯旁，拳心向下；眼看左手（图 1-21D）。

动作四：左腿前弓成左弓步，同时右拳向前打出，拳眼向上，高与胸平，左手附于右前臂里侧；眼看右拳（图 1-21E）。

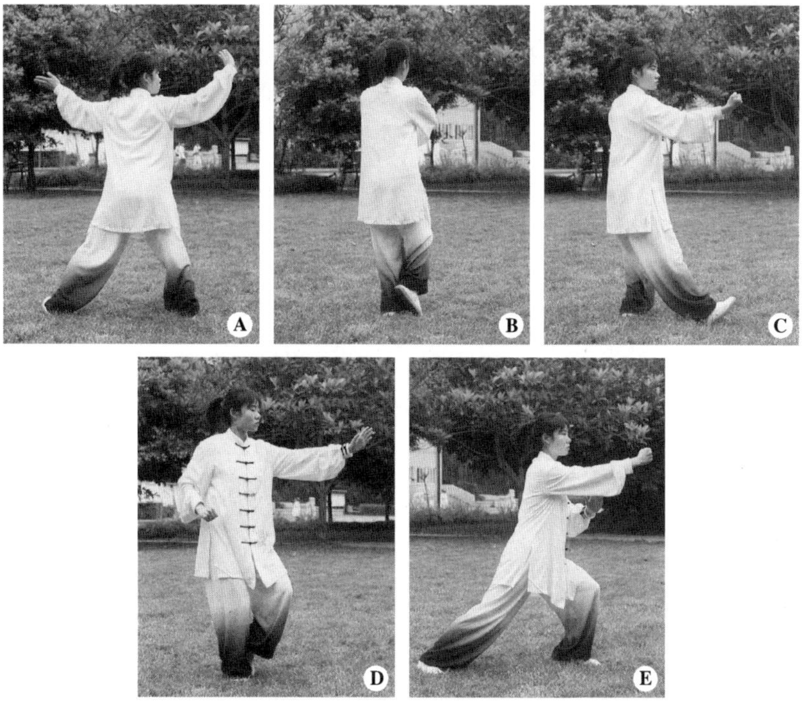

图 1-21　转身搬拦捶

【动作要点】

（1）右拳不要握得太紧。

（2）右拳回收时，前臂要慢慢内旋划弧，然后再外旋停于右胯旁，拳心向上。

（3）向前打拳时，右肩随拳略向前引伸，沉肩垂肘，右臂要微屈。

（4）弓步时，两脚横向距离不超过 10 厘米。

【注意事项】

（1）若上下肢不协调可分解、分动作练习此动作。

（2）慢速练习，强调旋臂划立圆和平圆。

（二十二）如封似闭

动作一：接上式，左手由右腕下向前伸出，右拳变掌，两手掌心逐渐翻转向上并慢慢分开回收；同时身体后坐，左脚尖翘起，重心移至右腿；眼看前方（图 1-22A、B、C）。

动作二：两手在胸前翻掌，向下经腹前再向上、向前推出，腕与肩平，掌心向前；同时左腿前弓成左弓步，眼看前方（图 1-22D）。

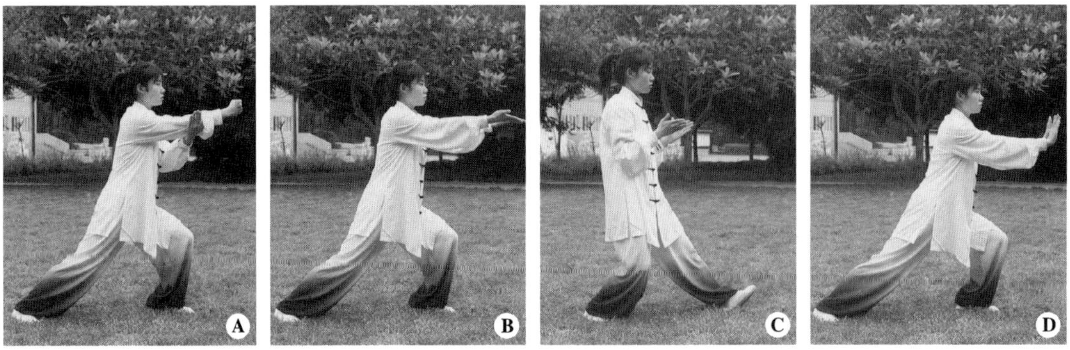

图 1-22　如封似闭

【动作要点】

（1）身体后坐时，避免后仰，臀部不可凸出。

（2）两臂随身体回收时，肩、肘部略向外松开，不要直接抽回。

（3）两手推出宽度不要超过两肩。

【注意事项】

（1）后坐引收时右腿不可挺髋，身体保持中正，不可后仰。

（2）按掌时多练习左弓步，上体保持松正，身体不可前仰。

（二十三）十字手

动作一：接上式，屈膝后坐，重心移向右腿，左脚尖内扣，右手随向右转体向右平摆划弧，略高于左手，两臂侧平举，掌心向前，肘部微屈；同时右脚尖随转体稍向外撇，成右侧弓步；眼看右手（图 1-23A）。

动作二：重心慢慢移至左腿，右脚尖内扣，随即向左收回，两脚距离与肩同宽，两腿逐渐蹬直，成开立步；同时两手向下经腹前向上划弧交叉抱于胸前，两臂撑圆，腕高与肩平，右手在外，成十字手，掌心均向后；眼看前方（图 1-23B、C）。

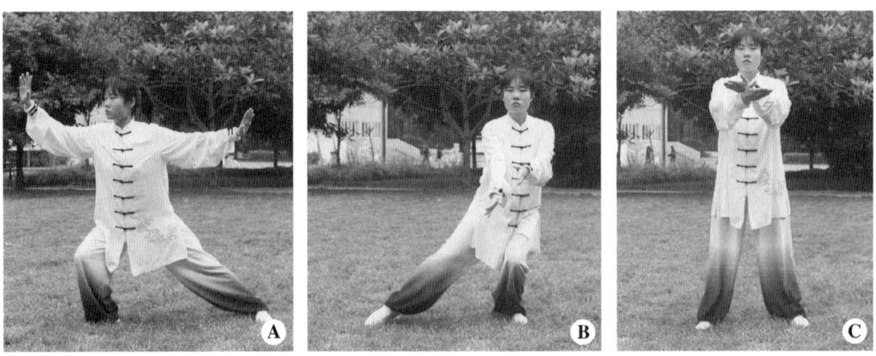

图 1-23　十字手

【动作要点】

（1）两手分开和合抱时，上体不要前俯。站起后，身体自然正直，头要微向上顶，下颌稍向后收。

（2）两臂环抱时须圆满舒适，沉肩垂肘。

【注意事项】

（1）身体右转时，多做转体摆手练习，手脚连贯同时完成，中途不能停顿。

（2）左转搭手时上体保持端正，重心在左腿上，不可低头弯腰。

（二十四）收势

接上式，两手向外翻掌，掌心向下，两臂慢慢下落，停于身体两侧；眼看前方，收左脚并立（图1-24）。

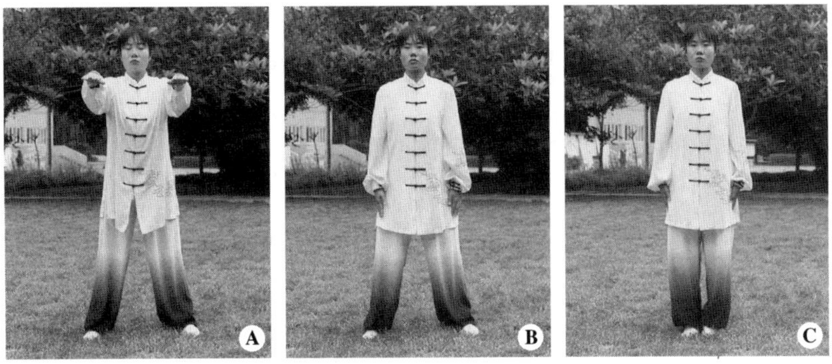

图1-24　收势

【动作要点】

（1）两手左右分开下落时，要注意全身放松，同时气也徐徐下沉（呼气略加长）。

（2）呼吸平稳后，把左脚收到右脚旁，再走动休息。

【注意事项】　翻掌分手时腕关节不可屈折挽花，两手内旋，应边分边翻转。

三、功理作用

习练太极拳要求松静自然，动作越是熟练，越要先在心、后在身，专心于引导动作。习练太极拳要求气沉丹田，有意识地运用腹式呼吸，加大呼吸深度。长期习练太极拳可促进身心健康，强外固内，有助于疏通经络，消除烦郁，实是外强筋骨，内调精气神之有效手段。

（汪盛洪　施　敏）

模块二 八 段 锦

素质目标：

1. 领会八段锦的锻炼价值和作用。
2. 结合理论知识和八段锦的功理作用，理解辨证施功。
3. 提高学生自学、自练、自测、自评的独立体育参与能力。
4. 寓德育于体育，增强学生的体育道德品质。

知识目标：

1. 掌握八段锦的动作要点，牢记每个动作的注意事项。
2. 掌握八段锦的功理作用。

技能目标：

1. 能够独立完成八段锦的全套技术动作。
2. 掌握动作、呼吸、意识的协调配合。
3. 提高学生的柔韧、协调等身体素质。

一、动作名称

预备势
两手托天理三焦
左右开弓似射雕
调理脾胃须单举
五劳七伤往后瞧
摇头摆尾去心火
两手攀足固肾腰
攥拳怒目增气力
背后七颠百病消
收势

二、动作图解

（一）预备势

动作一：两脚并步站立；两臂自然垂于体侧；身体中正，目视前方（图 2-1A）。

动作二：随着松腰沉髋，身体重心移至右腿；左脚向左侧开步，脚尖朝前，两脚间距约与肩同宽；目视前方（图 2-1B）。

动作三：两臂内旋，两掌分别向两侧摆起，约与髋同高，掌心向后；目视前方（图 2-1C）。

动作四：上动不停。两腿膝关节稍屈；同时，两臂外旋，向前合抱于腹前呈圆弧形，与脐同高，掌心向内，两掌指间距离约 10 厘米；目视前方（图 2-1D）。

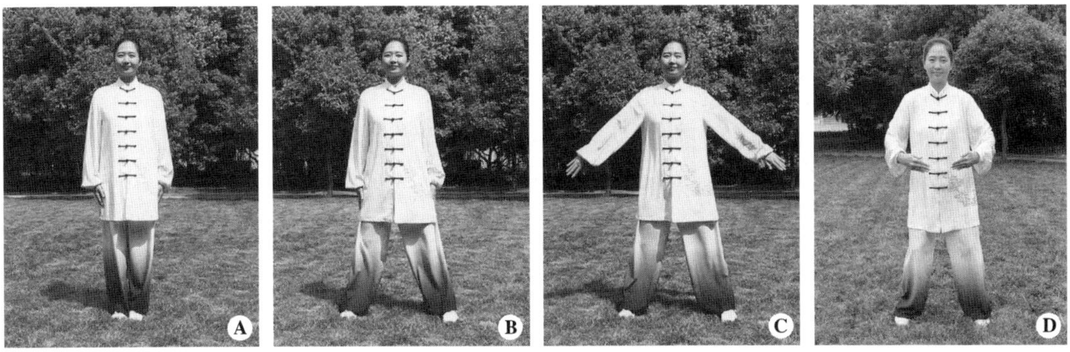

图 2-1 预备势

【动作要点】

（1）头向上顶，下颌微收，舌抵上腭，双唇轻闭；沉肩坠肘，腋下虚掩；胸部宽舒，腹部松沉；收髋敛臀，上体中正。

（2）呼吸徐缓，气沉丹田，调息 6～9 次。

【注意事项】

（1）沉肩，垂肘，指尖相对，大拇指放平。

（2）收髋敛臀，命门穴放松；膝关节不超越脚尖，两脚平行站立。

【功理作用】 宁静心神，调整呼吸，内安五脏，端正身形，做好练功前的准备。

（二）第一式——两手托天理三焦

动作一：接上式。两臂外旋微下落，两掌五指分开在腹前交叉，掌心向上；目视前方（图 2-2A）。

动作二：两腿徐缓挺膝伸直；同时，两掌上托至胸前，随之两臂内旋向上托起，掌心向上。抬头，目视两掌（图 2-2B）。

动作三：两掌继续上托，肘关节伸直；同时，下颌内收，动作略停；目视前方（图 2-2C）。

动作四：重心缓缓下降；两腿膝关节微屈；同时，十指慢慢分开，两臂分别向身体两侧下落，两掌捧于腹前，掌心向上；目视前方（图 2-2D）。

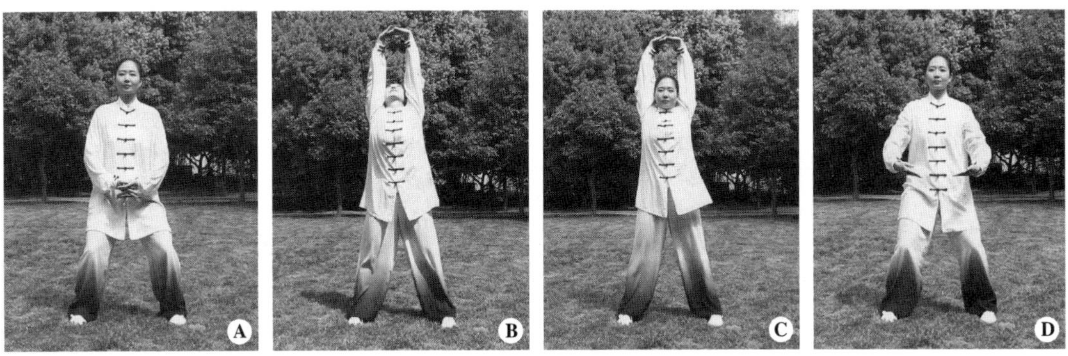

图 2-2 两手托天理三焦

本式托举、下落为1遍，共做6遍。

【动作要点】

（1）两掌上托，要舒胸展体，略有停顿，保持伸拉。

（2）两掌下落，要松腰沉髋，沉肩坠肘，松腕舒指，上体中正。

【注意事项】 两掌上托，舒胸展体缓慢用力，下颌先向上助力，再内收配合两掌上托，力在掌根。

【功理作用】

（1）扩张胸廓，使腹腔、盆腔内的脏腑受到牵拉按摩，同时牵拉上肢内侧手少阴心经、手厥阴心包经、手太阴肺经，从而达到对心、心包、肺等脏腑及其所属经脉的刺激。向上牵拉可以伸展脊柱与督脉，刺激相应神经节段，调节相应脏腑的功能。

（2）充分拉长躯干与上肢各关节周围的肌肉、韧带及关节软组织，使其伸展性增加，提高关节的灵活性，对于防治肩部疾患具有良好的作用。在动作完成过程中，肩关节周围的三角肌和颈背部的斜方肌、肩胛提肌可得到适宜的刺激，有利于预防颈椎病。

（3）两掌上托可最大限度地增加胸廓容积，使肺的吸入空气量、静脉回心血量增加，增强心脏泵血功能，促进血液循环。

（三）第二式——左右开弓似射雕

动作一：接上式。左脚向左侧开步站立，两腿膝关节自然伸直；同时，两掌向上交叉于胸前，左掌在外，两掌心向内；目视前方（图2-3A）。

动作二：上动不停。两腿徐缓屈膝半蹲成马步；同时，右掌屈指成爪，向右拉至肩前；左掌成八字掌，左臂内旋，向左侧推出，与肩同高，坐腕，掌心向左，犹如拉弓射箭之势；动作略停；目视左掌前方（图2-3B）。

动作三：重心右移，同时，右手五指伸开成掌，向上、向右划弧，与肩同高，指尖朝上，掌心斜向前；左手指伸开成掌，掌心斜向后；目视右掌（图2-3C）。

动作四：上动不停。重心继续右移；左脚回收成并步站立；同时，两掌分别由两侧下落，捧于腹前，指尖相对，掌心向上；目视前方（图2-3D）。

动作五至动作八：同动作一至动作四，唯左右相反（图2-3E～H）。

本式一左一右为1遍，共做3遍。做完3遍后，身体重心继续左移；右脚打开成开步站立，与肩同宽，膝关节微屈；同时，两掌分别由两侧下落，捧于腹前，指尖相对，掌心向上；目视前方（图2-3I）。

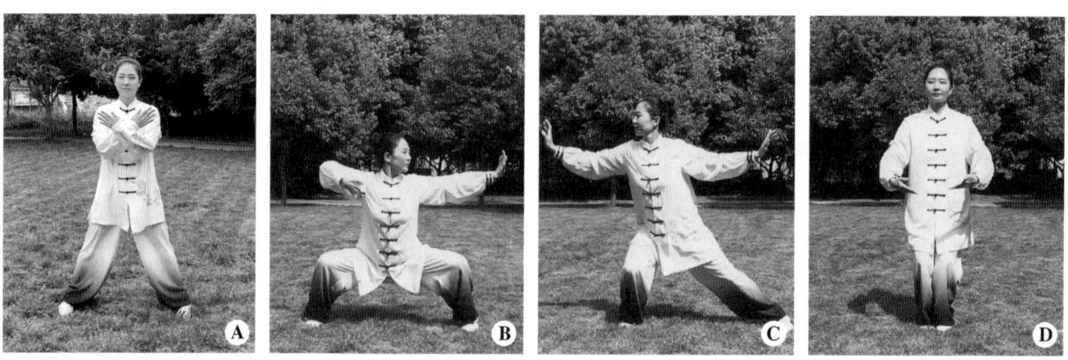

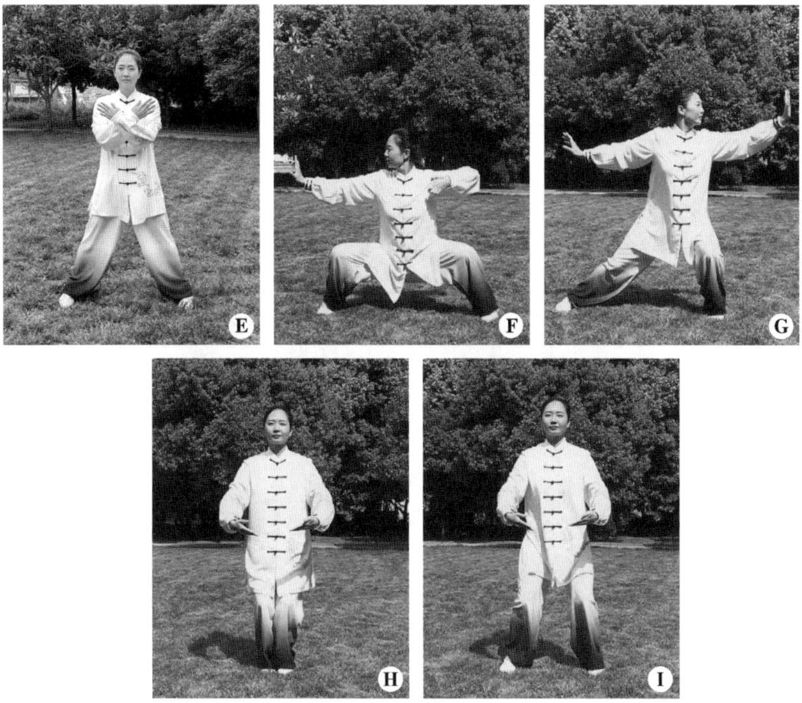

图 2-3 左右开弓似射雕

【动作要点】

（1）侧拉之手五指要并拢屈紧，肩臂放平。

（2）八字掌侧撑需沉肩坠肘，屈腕，竖指，掌心涵空。

（3）年老或体弱者可酌情调整马步的高度。

【注意事项】 沉肩坠肘，上体直立，两脚跟外撑。

【功理作用】

（1）展肩扩胸可刺激督脉和背俞穴；同时刺激手三阴经、三阳经，调节手太阴肺经、手厥阴心包经、手少阴心经、手太阳小肠经、手阳明大肠经、手少阳三焦经等经脉之气。

（2）此式可有效地发展下肢肌肉力量，提高平衡和协调能力。同时使上臂的肱二头肌及三角肌得到有效锻炼，增加前臂和手部肌肉的力量，提高手腕关节及指关节的灵活性，有利于改善血液循环。

（3）此式可以矫正一些不良姿势，如驼背及肩内收，有利于预防肩、颈疾病。

（四）第三式——调理脾胃须单举

动作一：接上式。两腿徐缓挺膝伸直；同时，左掌上托，左臂外旋上穿经面前，随之臂内旋上举至头左上方，肘关节微屈，力达掌根，掌心向上，掌指向右；同时，右掌微上托，随之臂内旋下按至右髋旁，肘关节微屈，力达掌根，掌心向下，掌指向前，动作略停；目视前方（图 2-4A）。

动作二：松腰沉髋，身体重心缓缓下降；两腿膝关节微屈；同时，左臂屈肘外旋，左掌经面前下落于腹前，掌心向上；右臂外旋，右掌向上捧于腹前，两掌指尖相对，相距约

10 厘米，掌心向上，目视前方（图 2-4B）。

动作三、四：同动作一、二，唯左右相反（图 2-4C、D）。

本式一左一右为 1 遍，共做 3 遍。做完 3 遍后，两腿膝关节微屈；同时，两臂屈肘，两掌下按于髋旁，掌心向下，掌指向前；目视前方（图 2-4E）。

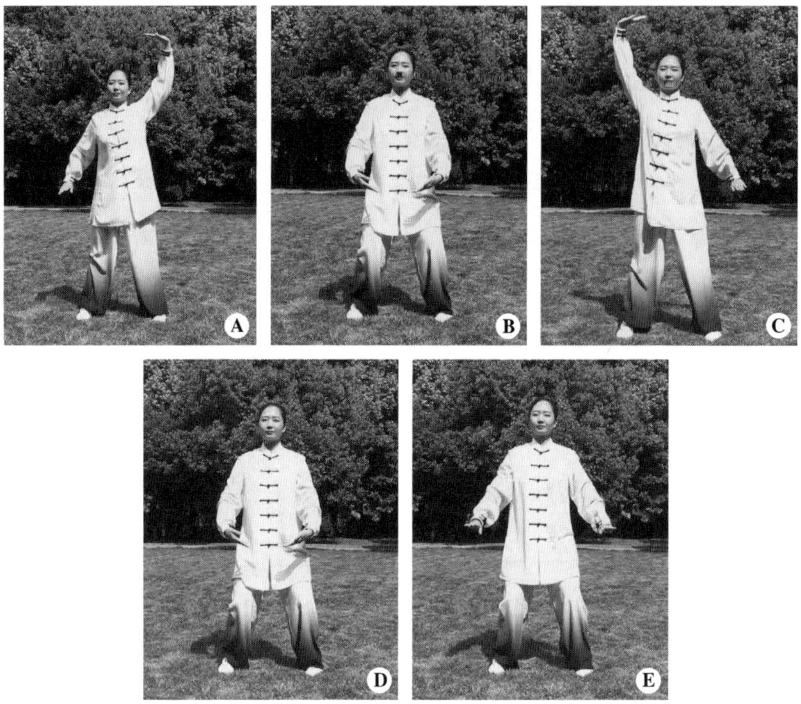

图 2-4 调理脾胃须单举

【动作要点】 力在掌根，上撑下按，舒胸展体，拔长腰脊。

【注意事项】 两掌放平，力在掌根，肘关节稍屈。

【功理作用】

（1）通过左右上肢一松一紧的上下对拉（静力牵张），可以牵拉腹腔，对脾、胃、中焦、肝、胆起到按摩的作用；同时刺激位于腹、胸肋部的足太阴脾经、足阳明胃经、足厥阴肝经、足少阳胆经等经络，亦可刺激脊柱督脉，达到调理脾胃、肝胆和经络的作用。

（2）此式可使脊柱内各椎骨间的小关节及小肌肉得到锻炼，从而增强脊柱的灵活性与稳定性，有利于防治肩颈疾病。

（五）第四式——五劳七伤往后瞧

动作一：接上式。两腿徐缓挺膝伸直；同时，两臂伸直，掌心向后，指尖向下，目视前方（图 2-5A）。上动不停，两臂充分外旋，掌心向外；头向左后转，动作略停；目视左斜后方（图 2-5B）。

动作二：松腰沉髋，重心缓缓下降；两腿膝关节微屈；同时，两臂内旋按于髋旁，掌心向下，指尖向前；目视前方（图 2-5C）。

动作三： 同动作一，唯左右相反（图 2-5D、E）。

动作四： 同动作二（图 2-5F）。

本式一左一右为 1 遍，共做 3 遍。做完 3 遍后，两腿膝关节微屈；同时，两掌捧于腹前，指尖相对，掌心向上；目视前方（图 2-5G）。

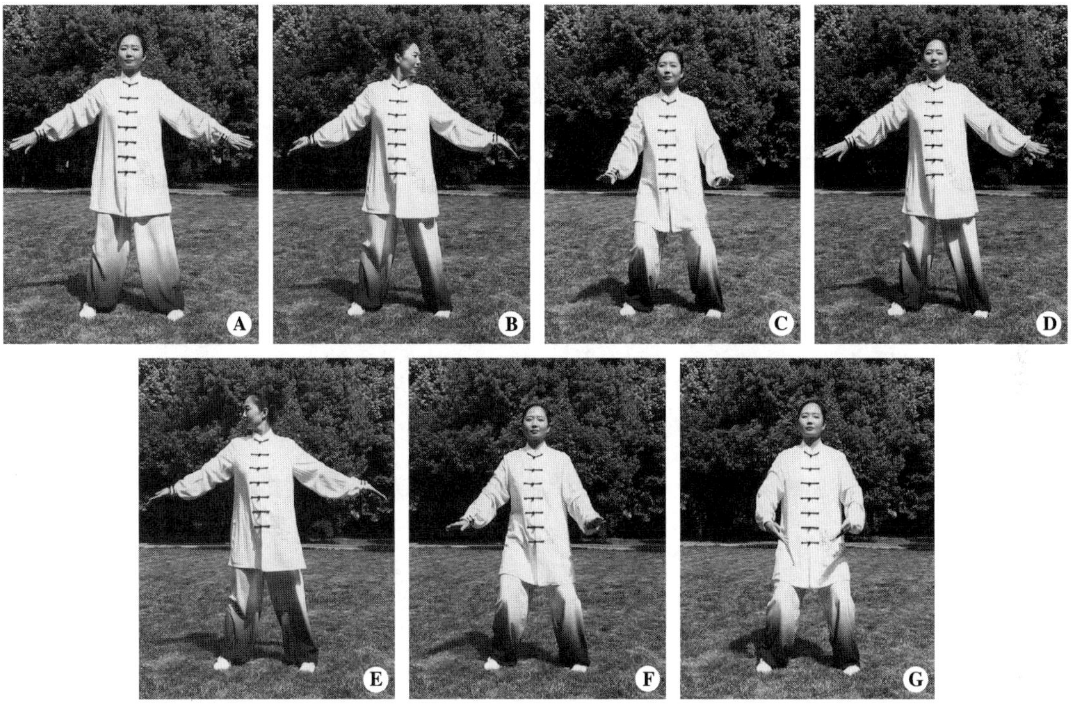

图 2-5　五劳七伤往后瞧

【动作要点】

（1）头向上顶，肩向下沉。

（2）转头不转体，旋臂，两肩后张。

【注意事项】 下颌内收，转头与旋臂幅度宜大，速度均匀。

【功理作用】

（1）“五劳”指心、肝、脾、肺、肾五脏劳损，“七伤”指喜、怒、忧、思、悲、恐、惊七情伤害。此式动作通过上肢伸直外旋扭转的牵张作用，扩张牵拉胸腔、腹腔诸脏腑。往后瞧的转头动作可以刺激颈部大椎穴，达到防治五劳七伤的目的，并可刺激脊柱督脉及手三阴三阳经经脉，从而达到调理各脏腑经络的作用。

（2）此式可增加颈部及肩关节周围参与运动肌群的收缩力，增加颈部运动幅度，预防肩颈及背部疾患，改善颈部血液循环，增进和改善肩颈功能。

（六）第五式——摇头摆尾去心火

动作一： 接上式。重心左移；右脚向右开步站立，两腿膝关节自然伸直；同时，两掌上托与胸同高，两臂内旋，两掌继续上托至头上方，肘关节微屈，掌心向上，指尖相对；目视前方（图 2-6A）。

动作二：上动不停。两腿徐缓屈膝半蹲成马步；同时，两臂向两侧下落，两掌扶于膝关节上方，肘关节微屈，小指侧向前；目视前方（图 2-6B）。

动作三：重心向上稍升起，而后右移；上体先向右倾，随之俯身；目视右脚（图 2-6C）。

动作四：上动不停。重心左移；同时，上体由右向前、向左旋转；目视右脚（图 2-6D）。

动作五：重心右移，成马步；同时，头向后摇，上体立起，随之下颌微收；目视前方（图 2-6E）。

动作六至动作八：同动作三至动作五，唯左右相反（图 2-6F～H）。

本式一左一右为 1 遍，共做 3 遍。做完 3 遍后，身体重心左移，右脚回收成开步站立，与肩同宽；同时，两掌向外经两侧上举，掌心相对；目视前方（图 2-6I）。随后松腰沉髋，身体重心缓缓下降。两腿膝关节微屈；同时屈肘，两掌经面前下按至腹前，掌心向下，指尖相对，目视前方（图 2-6J）。

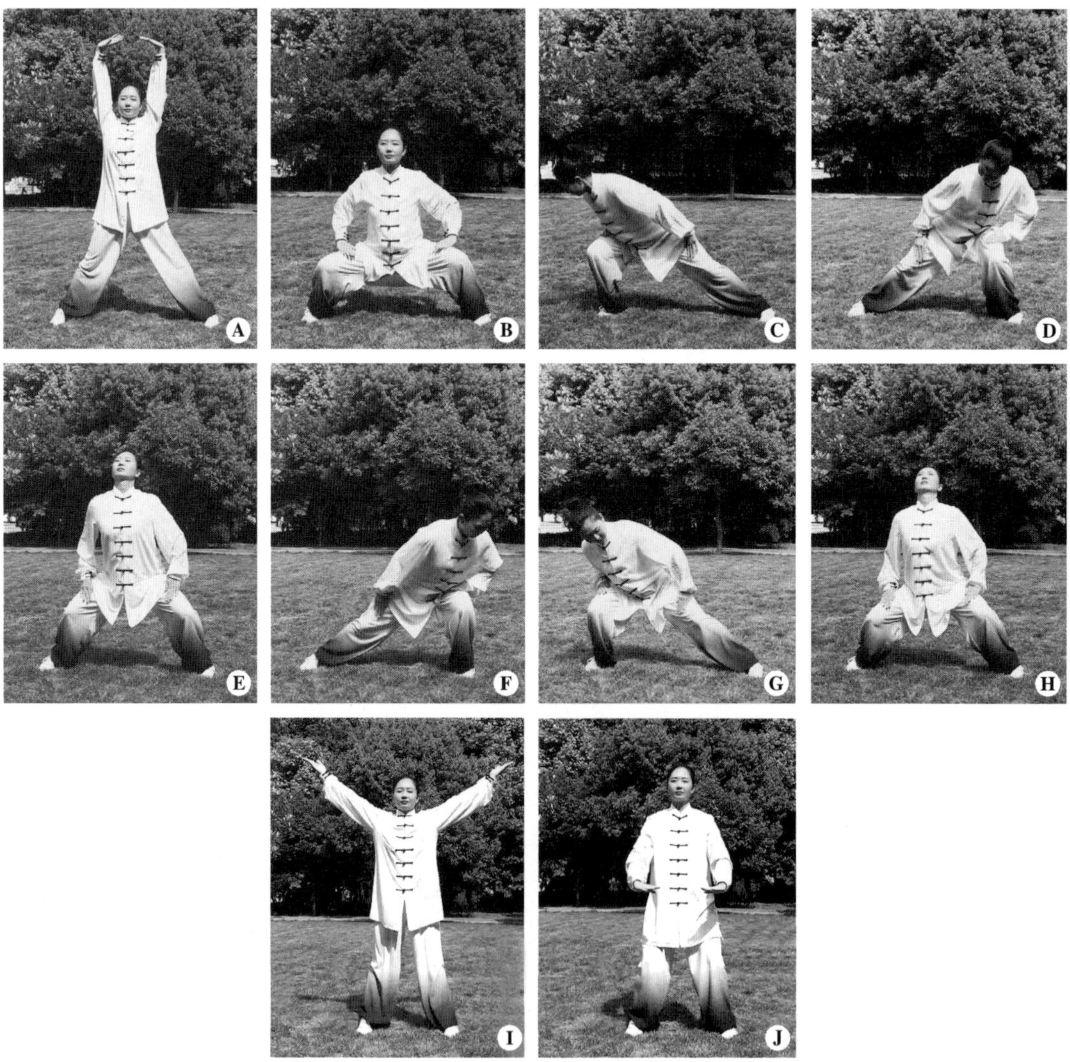

图 2-6 摇头摆尾去心火

【动作要点】

（1）马步下蹲要收髋敛臀，身体中正。

（2）摇转时，颈部与尾闾要对拉伸长，似两个轴在相对运转，速度应缓慢柔和，动作圆活连贯。

（3）年老或体弱者动作幅度不宜过大。

【注意事项】

（1）上体侧倾与向下俯身时，下颌不要有意内收或上仰，颈椎部肌肉尽量放松伸长。

（2）加大尾闾摆动幅度，应上体左倾，尾闾右摆，上体前俯，尾闾向后划圆，头不低于水平，使尾闾与颈部对拉拔长，加大旋转幅度。

【功理作用】

（1）心火，即心热火旺，阳热内盛。两腿下蹲，摆动尾闾，可刺激脊柱、督脉、足少阴肾经、足太阳膀胱经。摇头可刺激膀胱经与大椎穴，有疏经泄热的作用，有助于祛除心火。

（2）在摇头摆尾过程中，脊柱腰段、颈段大幅度侧屈、环转及回旋，既增加了颈、腰、髋的关节灵活性，又发展了该部位的肌力。

（七）第六式——两手攀足固肾腰

动作一：接上式。两腿挺膝伸直站立；同时，两掌指尖向前，两臂向前、向上举起，肘关节伸直，掌心向前；目视前方（图 2-7A）。

动作二：两臂外旋至掌心相对，屈肘，两掌下按于胸前，掌心向下，指尖相对；目视前方（图 2-7B）。

动作三：上动不停。两臂外旋，两掌心向上，随之两掌掌指顺腋下向后插；目视前方（图 2-7C）。

动作四：两掌心向内沿脊柱两侧向下摩运至臀部；随之上体前俯，两掌继续沿腿向下摩运，经足两侧置于足背；抬头，动作略停；目视前下方（图 2-7D）。

动作五：两掌沿地面前伸，随之手臂带动上体立起，两臂伸直上举，掌心向前；目视前方（图 2-7E）。

本式一上一下为 1 遍，共做 6 遍。做完 6 遍后，松腰沉髋，重心缓缓下降；两腿膝关节微屈；同时，两掌向前下按至腹前，掌心向下，指尖向前；目视前方（图 2-7F）。

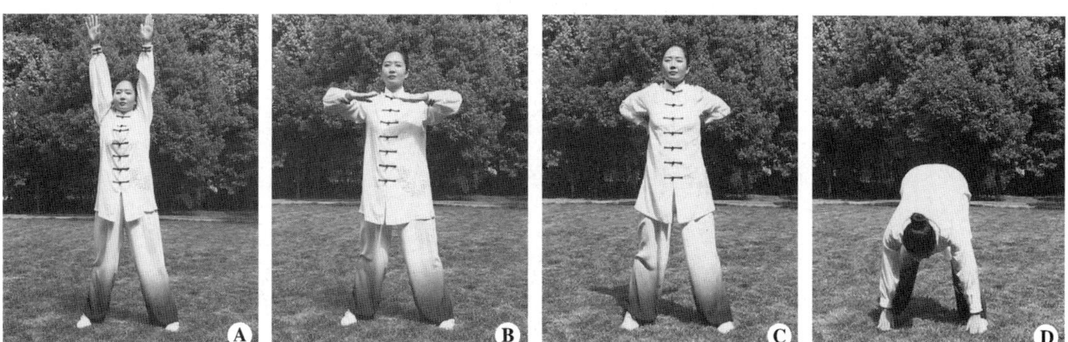

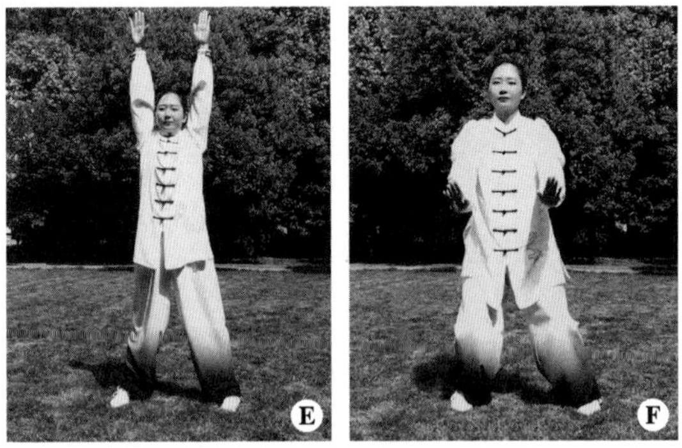

图 2-7 两手攀足固肾腰

【动作要点】

（1）反穿摩运要适当用力，两掌摩运至足背时松腰沉肩，两膝挺直，向上起身时手臂主动上举，带动上体立起。

（2）年老或体弱者可根据身体状况酌情调整动作幅度。

【注意事项】

（1）两手向下摩运时要抬头，目视前下方，膝关节伸直。

（2）向上起身时，要以臂带身。

【功理作用】

（1）大幅度前屈后伸可刺激脊柱、腰、膝、督脉、膀胱经、命门穴、腰阳关穴、委中穴等，达到固肾壮腰的作用。

（2）脊柱大幅度的前屈后伸，可有效地发展躯干、下肢肌群的力量与伸展性，同时对肾、肾上腺、输尿管等器官有良好的牵拉、按摩作用，可改善其功能。

（八）第七式——攥拳怒目增气力

动作一：接上式。重心右移，左脚向左开步；两腿徐缓屈膝半蹲成马步；同时，两掌握固，置于腰侧，拳眼朝上；目视前方（图 2-8A）。

动作二：左拳缓慢用力向前冲出，与肩同高，拳眼朝上；瞪目，视左拳冲出方向（图 2-8B）。

动作三：左臂内旋，左拳变掌，虎口朝下，目视左掌（图 2-8C）。左臂外旋，肘关节微屈；同时，左掌向左缠绕，变掌心向上后握固；目视左拳（图 2-8D）。

动作四：屈肘，回收左拳至腰侧，拳眼朝上，目视前方（图 2-8E）。

动作五至动作七：同动作二至动作四，唯左右相反（图 2-8F～I）。

本式一左一右为 1 遍，共做 3 遍。做完 3 遍后，重心右移，左脚回收成并步站立；同时，两拳变掌，自然垂于体侧；目视前方（图 2-8J）。

【动作要点】

（1）马步的高低可根据腿部的力量灵活掌握。

（2）冲拳时怒目瞪眼，注视冲出之拳，同时脚趾抓地，拧腰顺肩，力达拳面；拳回收时要旋腕，五指用力抓握。

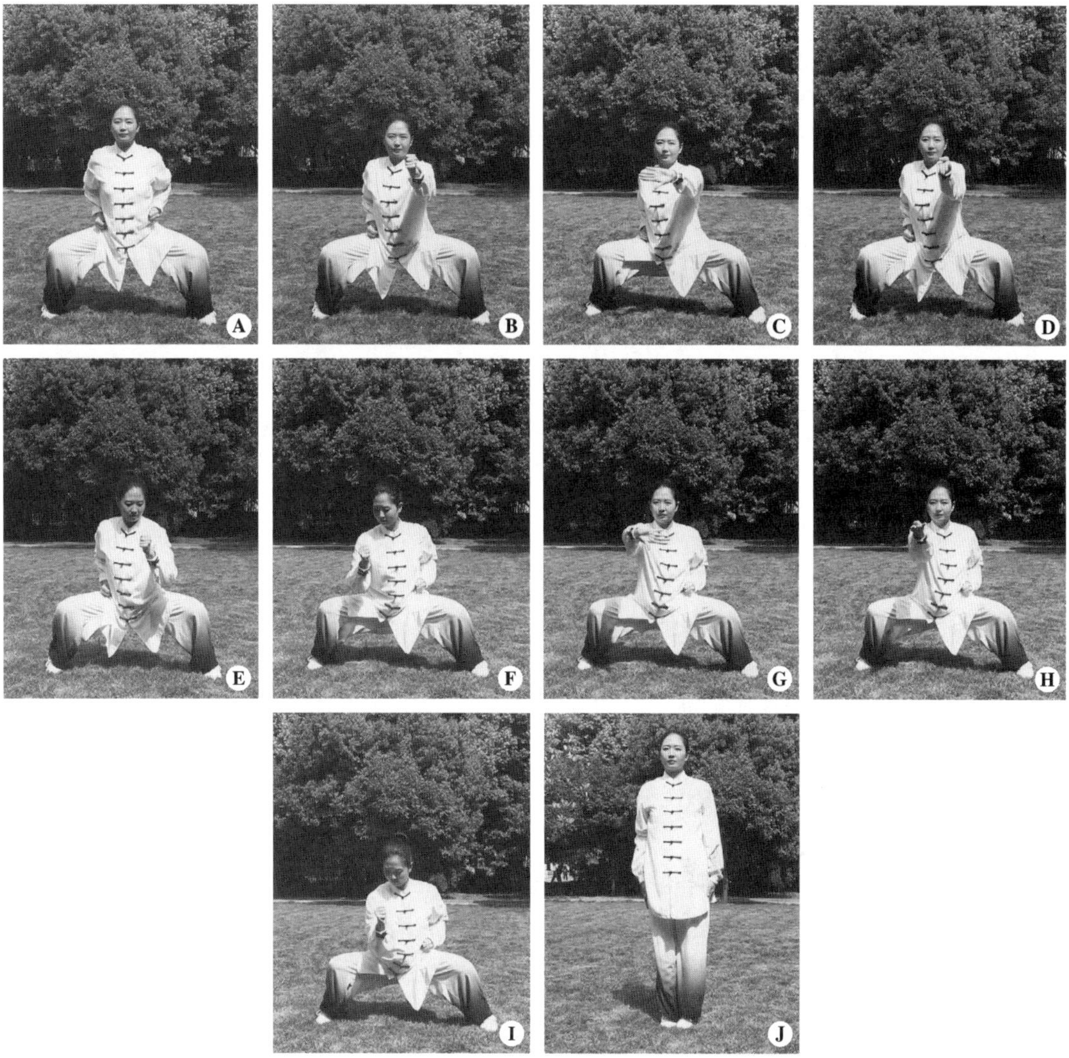

图 2-8 攥拳怒目增气力

【注意事项】

（1）冲拳时头向上顶，上体立直，肩部松沉，肘关节微屈，前臂贴肋前送，力达拳面。

（2）拳回收时，先五指伸直充分旋腕，再屈指用力抓握。

【功理作用】

（1）肝开窍于目，怒目瞪眼可刺激肝经，有疏肝益肝、益睛明目的作用。

（2）两腿下蹲、脚趾抓地、双手攥拳、旋腕、手指逐节强力抓握，可刺激脊柱督脉与膀胱经背俞穴。同时可使全身肌肉、筋脉受到静力牵张刺激，长期锻炼可使全身筋肉结实有力，气力增加。

（九）第八式——背后七颠百病消

动作一：接上式。两脚跟提起；头上顶，动作略停，目视前方（图 2-9A）。

动作二：两脚跟下落，轻震地面；目视前方（图 2-9B）。

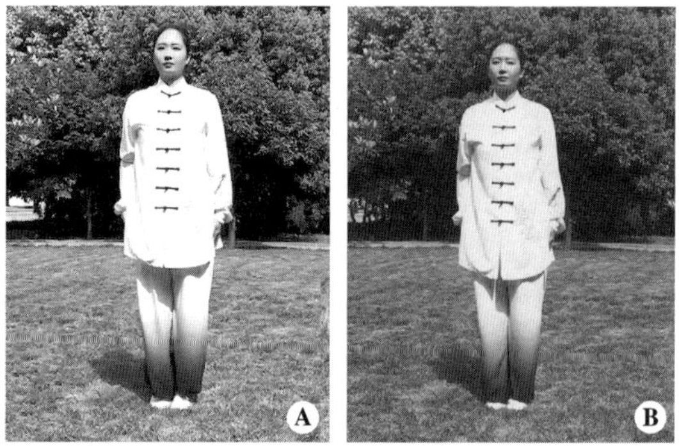

图 2-9 背后七颠百病消

本式一起一落为 1 遍，共做 7 遍。

【动作要点】

（1）上提时要脚趾抓地，脚跟尽力抬起，两腿并拢，百会穴上顶，略有停顿，要掌握好平衡。

（2）脚跟下落时，咬牙，轻震地面，动作不要过急。

（3）沉肩舒臂，周身放松。

【注意事项】 脚趾抓住地面，两腿并拢，提肛收腹，肩向下沉，百会穴上顶。

【功理作用】

（1）脚趾为足三阴、足三阳经交会之处，脚十趾抓地，可刺激足太阴脾经、足厥阴肝经、足少阴肾经、足阳明胃经、足太阳膀胱经、足少阳胆经，调节相应脏腑的功能。颠足可刺激脊柱与督脉，使全身脏腑经络气血通畅，阴阳平衡。

（2）颠足而立，可发展小腿后群肌力，拉长足底肌肉、韧带，提高人体的平衡能力。

（3）落地震动可轻度刺激下肢及脊柱各关节内外，有助于缓解肌肉紧张。

（十）收势

动作一：接上式。两臂内旋，向两侧摆起，与髋同高，掌心向后，目视前方（图 2-10A）。

动作二：两臂屈肘，两掌相叠置于丹田处（男性左手在内，女性右手在内）；目视前方（图 2-10B）。

动作三：两臂自然下落，两掌轻贴于腿外侧；目视前方（图 2-10C）。

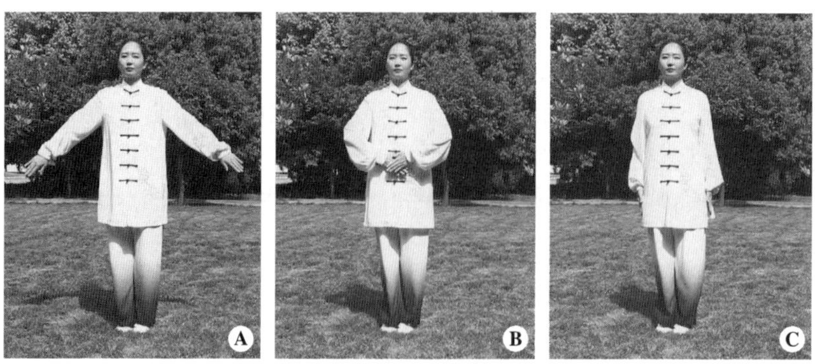

图 2-10 收势

【动作要点】 周身放松，呼吸自然，气沉丹田。

【注意事项】 收功时要心平气和，举止稳重。收功后可适当做一些整理活动，如搓手浴面和肢体放松等。

【功理作用】 气息归元，放松肌肉，愉悦心情，进一步巩固练功的效果，使血液循环与代谢水平逐渐恢复到练功前安静时的状态。

（张美林 刘华云 包 蕊）

模块三　易　筋　经

素质目标：

1. 领会易筋经的锻炼价值和作用。
2. 结合理论知识与易筋经功理作用，理解辨证施功。
3. 提高学生自学、自练、自测、自评的独立体育参与能力。
4. 寓德育于体育，增强学生的体育道德品质。

知识目标：

1. 掌握易筋经的动作要领，牢记每个动作的注意事项。
2. 掌握易筋经的功理作用。

技能目标：

1. 能够独立完成易筋经的全套技术动作。
2. 掌握动作、呼吸、意识的协调配合。
3. 提高学生的柔韧、协调等身体素质。

一、动作名称

预备势
韦驮献杵第一势
韦驮献杵第二势
韦驮献杵第三势
摘星换斗势
倒拽九牛尾势
出爪亮翅势
九鬼拔马刀势
三盘落地势
青龙探爪势
卧虎扑食势
打躬势
掉尾势
收势

二、动作图解

（一）预备势

两脚并拢站立，双手自然垂于体侧。下颌微收，百会虚领，唇齿合拢，舌自然平贴于上腭。目视前方（图 3-1）。

【动作要点】 全身放松，身体中正，呼吸自然，目光内含，心平气和。

【注意事项】 手脚摆站不自然、杂念较多时，可先调吸数次，逐渐进入练功状态。

【功理作用】 宁静心神，调整呼吸，内安五脏，端正身形。

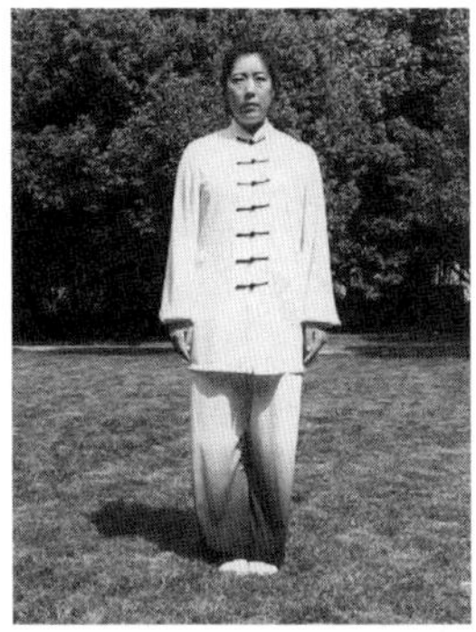

图 3-1 预备势

（二）韦驮献杵第一势

动作一：左脚向左侧开半步，与肩同宽，两膝微屈，成开立势，两手自然垂于体侧（图 3-2A）。

动作二：两臂自体侧向前慢慢平举，两臂平直，掌心相对，与肩同宽，指尖朝前（图 3-2B）。

动作三：两臂屈肘，肘关节自然下垂，两手回收在胸前合掌，指尖相叠，拇指轻触，掌心相对，目视前下方。动作稍停（图 3-2C）。

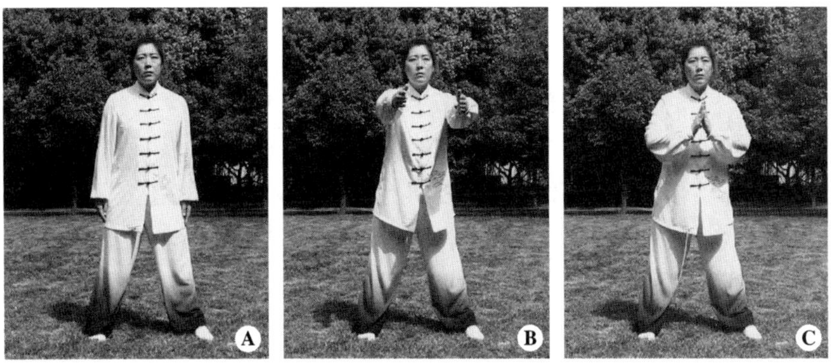

图 3-2 韦驮献杵第一势

【动作要点】

（1）松肩虚腋。

（2）双手胸前合掌时，体前稍定，可敛气定神。

【注意事项】 呼吸自然，心沉气定，双手屈肘回收时，动作放松，调整幅度，松肩坠肘。

【功理作用】

（1）神住气自回。习练神敛和两掌相合的动作，可起到气定神敛、均衡身体、左右气机的作用。

（2）此式可改善神经、体液调节功能，有助于血液循环，消除疲劳。

（三）韦驮献杵第二势

动作一：接上式。两肘抬起，两掌伸平，指尖相对，掌心朝下，手臂约与肩水平（图 3-3A）。

动作二：两掌向前伸展，掌心向下，指尖朝前（图 3-3B）。

动作三：两掌向左右分开至体侧平举，掌心向下，指尖向外（图 3-3C）。

动作四：五指自然并拢，坐腕立掌。目视前下方（图 3-3D）。

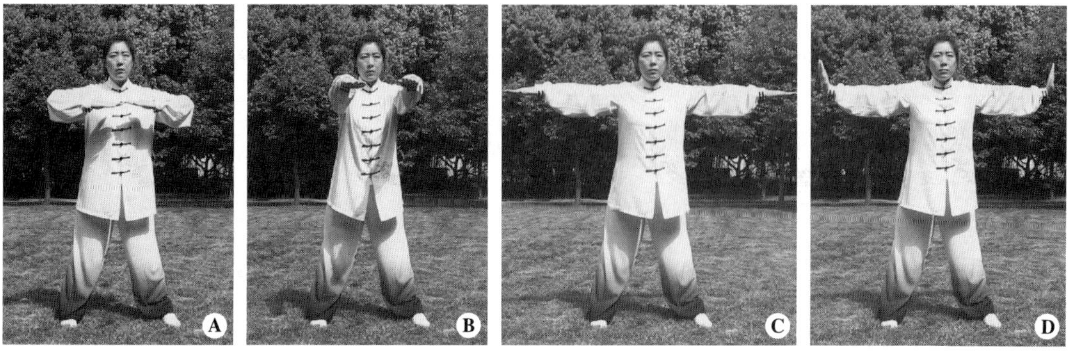

图 3-3 韦驮献杵第二势

【动作要点】

（1）坐腕立掌时，力达掌根，脚趾抓地。

（2）呼吸自然，气定敛神。

【注意事项】 两臂侧平举时自然伸直，与肩同高。

【功理作用】

（1）此式可练心、肺之气，有改善呼吸功能及气血运行的作用。

（2）此式可提高肩、臂的肌肉力量，有助于改善肩关节的活动功能。

（四）韦驮献杵第三势

动作一：接上式。松腕，同时两臂向前平举，随后内收至胸前平屈，掌心向下，掌与胸相距一拳左右。目视前下方（图 3-4A）。

动作二：两掌同时内旋，翻掌至耳下，掌心朝上，虎口相对，两肘外展，约与肩平（图 3-4B）。

动作三：重心前移至前脚掌支撑，提踵。同时，两掌上托至头顶，掌心朝上，展肩伸肘。微收下颌，舌抵上腭，紧咬牙关（图 3-4C）。静立片刻。

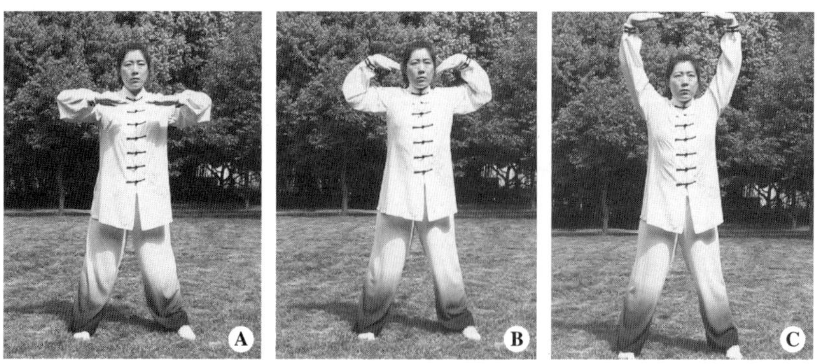

图 3-4 韦驮献杵第三势

【动作要点】

（1）上托时，前脚掌支撑，重心稍前移，下沉上托，脊柱竖直。

（2）年老或体弱者可酌情调整两脚提踵的高度。

（3）上托时，目视前下方，自然呼吸。

【注意事项】

（1）两掌上托时，伸肘，指尖相对。

（2）上托时强调意注两掌，而非目视两掌。

【功理作用】

（1）上肢撑举和下脚提踵的动作可调理上、中、下三焦之气，并且将三焦及手足三阴五脏之气全部发动。

（2）此式可改善肩关节活动功能，提高上下肢的肌肉力量，促进全身血液循环。

（五）摘星换斗势

左摘星换斗势

动作一：接上式。两脚跟缓缓落地。同时，两手握拳，拳心向外（图 3-5A）。两臂缓缓下落，同时两拳慢慢伸开变掌，掌心斜向下，目视右掌（图 3-5B）。身体左转，屈膝，同时，右臂经体前下摆至左髋关节外侧“摘星”，右掌自然张开；左臂经体侧下摆至体后，左手背轻贴命门。目视右掌（图 3-5C）。

动作二：直膝，身体转正。同时，右手经体前向额上摆至头顶右上方，松腕，肘微屈，掌心朝下，手指向左，中指尖垂直于肩井穴，左手静止；左手背轻贴命门，意注命门，右臂上摆时眼随手走，定势后目视右掌心（图 3-5D）。静立片刻，然后两臂向体侧自然伸展（图 3-5E）。

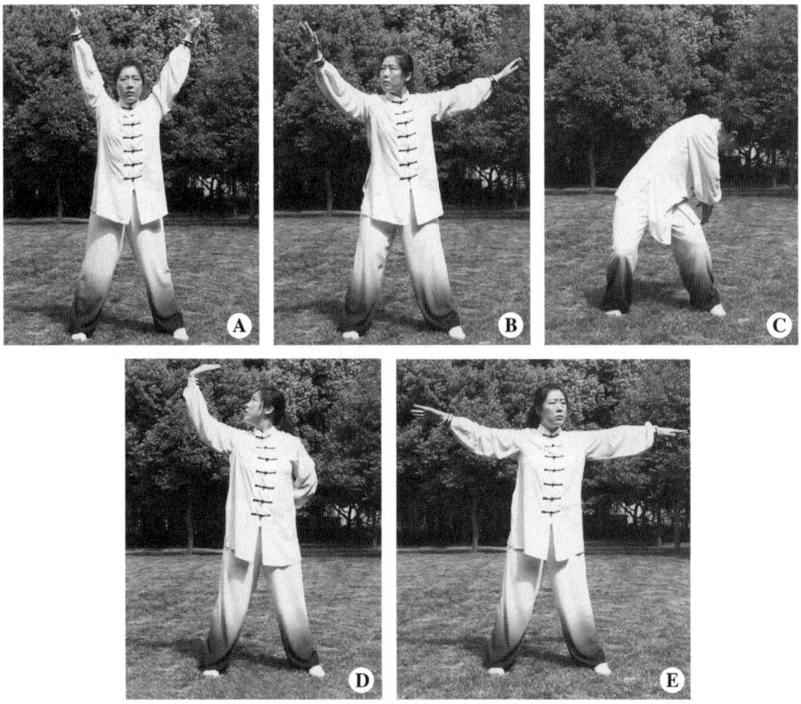

图 3-5　左摘星换斗势

右摘星换斗势

右摘星换斗势动作与左摘星换斗势动作相同，方向相反（图 3-6）。

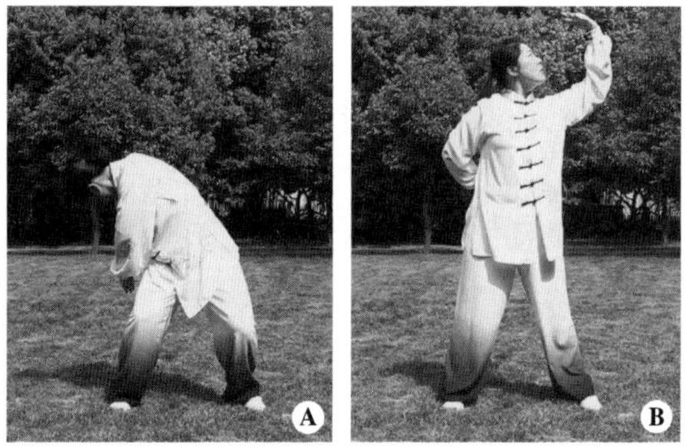

图 3-6 右摘星换斗势

【动作要点】

（1）转身时以腰带肩，以肩带臂。

（2）目视掌心，意注命门，自然呼吸。

（3）老年人和有肩颈疾病患者可以适当减小动作幅度。

【注意事项】

（1）转身时，目上视，注意松腰、收腹，膝关节不可随着一起转动。

（2）两肩转动时自然放松，以腰带动，不可一高一低。

【功理作用】

（1）本式通过阳掌转阴掌（掌心向下）的动作导引，意存腰间命门，将发动的真气收敛，下沉入腰间两肾及命门，可达到壮腰健肾、延缓衰老的功效。

（2）本式可增强颈、肩、腰等部位的活动功能。

（六）倒拽九牛尾势

右倒拽九牛尾势

动作一：接上式。两膝微屈，重心右移，左脚向左侧后方约 45°撤步，右脚跟内转，右腿屈膝成右弓步。同时，左手内旋，先向前、再向下划弧后伸，小指到拇指逐个相握成拳，拳心向上；右手向右斜上方划弧，伸至与肩齐平时小指至拇指逐个回收成拳，拳心向上，稍高于肩。目视右拳（图 3-7A）。

动作二：重心后移，左膝微屈。腰稍右转，以腰带肩，以肩带臂。右臂外旋，左臂内旋，屈肘内收。目视右拳（图 3-7B）。

动作三：重心前移，屈膝成弓步。腰稍左转，以腰带肩，以肩带臂，两臂放松前后伸展。目视右拳（图 3-7C）。

重复动作二、动作三 3 遍。

动作四：身体重心前移至右脚，左脚收回，右脚尖转正，成开立姿势。同时，两臂自然垂于体侧。目视前下方（图 3-7D）。

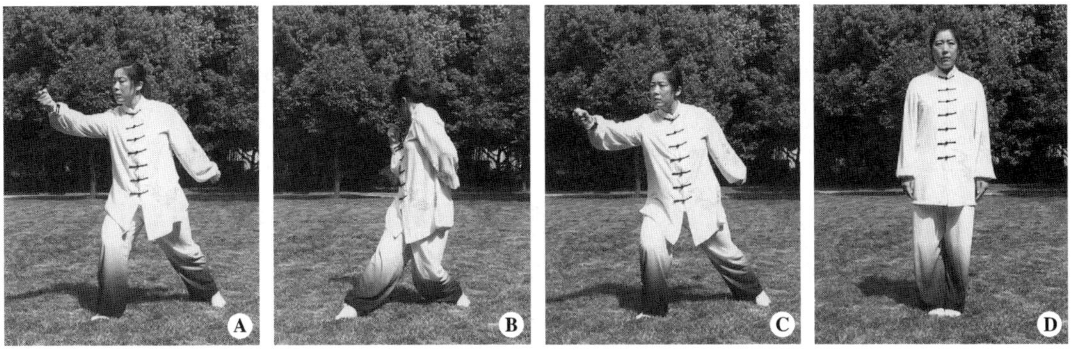

图 3-7 右倒拽九牛尾势

左倒拽九牛尾势

左倒拽九牛尾势与右倒拽九牛尾势动作相同，方向相反（图 3-8）。

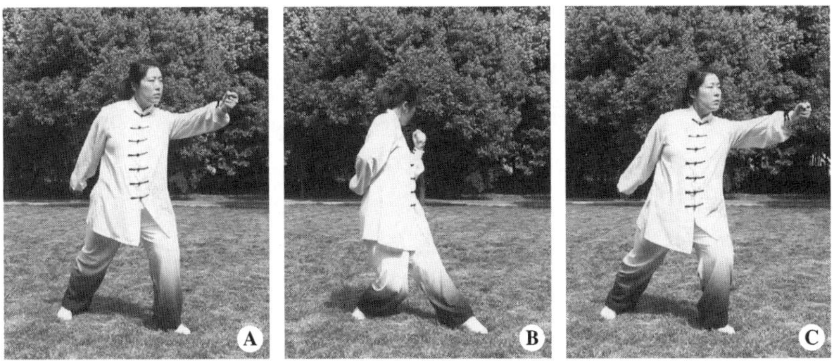

图 3-8 左倒拽九牛尾势

【动作要点】

（1）以腰带肩，以肩带臂，力贯两膀。

（2）腹部放松，目视拳心。

（3）前后拉伸，松紧适宜，并与腰的旋转紧密配合。

（4）后退步时，注意掌握重心，身体平稳。

【注意事项】

（1）屈拽时两臂放松，动作自然不僵硬。

（2）旋拧两臂时，注意拳心向外。

【功理作用】

（1）本式通过腰的扭动带动肩胛活动，可刺激背部夹脊穴、肺俞穴、心俞穴等，达到疏通夹脊和训练心肺之作用。

（2）本式通过四肢上下协调活动，改善软组织血液循环，提高四肢肌肉力量及活动功能。

（七）出爪亮翅势

动作一：接上式。重心移至左脚，右脚收回，成开立姿势。同时，右臂外旋，左臂内旋，摆至侧平举，两掌心向前，环抱至体前，随后两臂内收，两手变柳叶掌立于云门穴前，掌心相对，指尖朝上。目视前下方（图 3-9A～C）。

动作二： 展肩扩胸，然后松肩，两臂缓缓前伸，并逐渐转掌心向前，成荷叶掌，五指张开，指尖向上。瞪目（图 3-9D、E）。

动作三： 松腕，屈肘，收臂，立柳叶掌于云门穴。目视前下方（图 3-9F）。

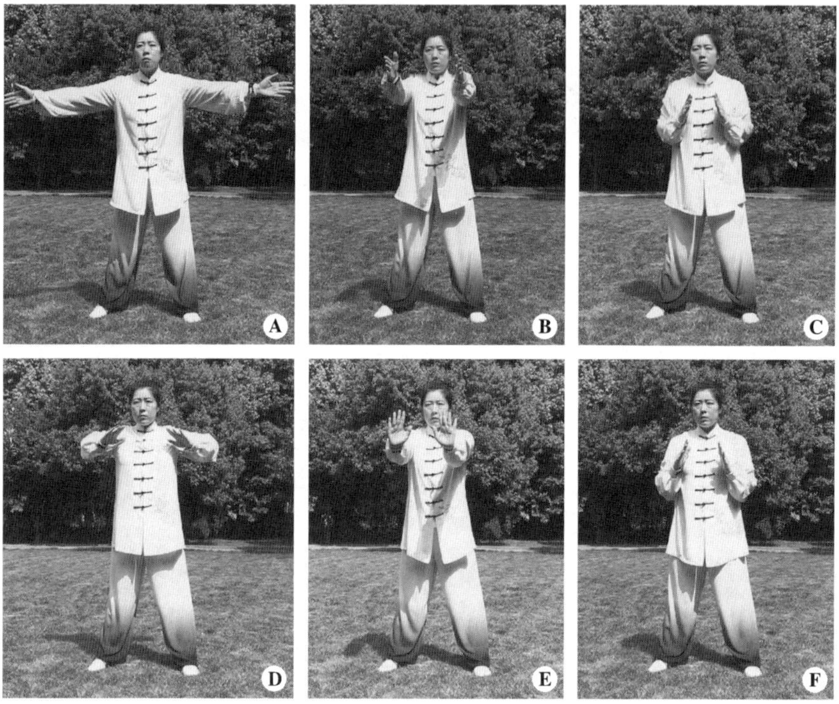

图 3-9 出爪亮翅势

【动作要点】

（1）出掌时身体正直，瞪眼怒目，同时两掌运用内劲前伸，先轻如推窗，后重如排山；收掌时如海水回潮。

（2）出掌为荷叶掌，收掌为柳叶掌。

（3）收掌时自然吸气，推掌时自然呼气，注意动作与呼吸协调配合。

【注意事项】

（1）出掌前肩胛先内收，然后充分扩胸展肩，松肩出掌。

（2）两掌前推时，要用内劲，犹如推窗、排山。

（3）按照“推呼收吸”的规律练习呼吸。

【功理作用】

（1）中医认为肺司呼吸。通过伸臂推掌、屈臂收掌、展肩扩胸的动作导引，可反复启闭云门穴、中府穴，促进自然之清气与人体之真气在胸中交汇融合，达到改善呼吸功能及全身气血运行的作用。

（2）此式可提高胸背部及上肢肌肉力量。

（八）九鬼拔马刀势

右九鬼拔马刀势

动作一：接上式，身体右转。同时，右手外旋，掌心向上；左手内旋，掌心朝下（图 3-10A）。随后右手由胸前内收，经右腋下后伸，掌心向外，同时，左手由胸前伸至前上方，掌心向下（图 3-10B）。

身体稍左转。右手经体侧向前上摆至头前上方后屈肘，由后向左绕头半周，掌心掩耳；左手经体左侧下摆至左后，屈肘，手背贴于脊柱，掌心向后，指尖向上。头右转，右手中指按压耳郭，手掌扶按玉枕穴（图 3-10C、D）。目随右手动，定势后视左后方。

动作二：身体右转，展臂扩胸。目视右上方，动作稍停（图 3-10E）。

动作三：屈膝，上体左转。同时，右臂内收，含胸；左手沿脊柱尽量上推。目视右脚跟，动作稍停（图 3-10F）。

重复动作二至动作三 3 遍。

动作四：直膝，身体转正。同时，右臂向上经头顶上方向下伸展，左臂经体侧向上伸展，两臂体侧平举，与肩水平，两掌心朝下。目视前下方（图 3-10G）。

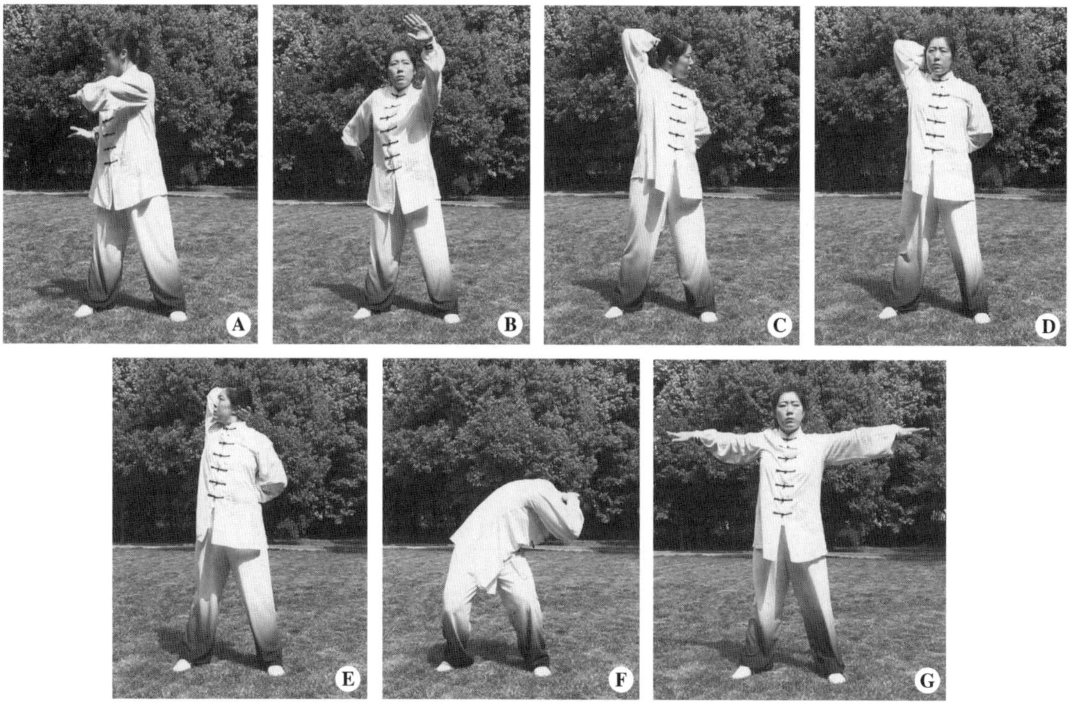

图 3-10 右九鬼拔马刀势

左九鬼拔马刀势

左九鬼拔马刀势与右九鬼拔马刀势动作相同，方向相反（图 3-11）。

【动作要点】

（1）动作对拔拉伸，尽量用力；身体自然弯曲转动，协调一致。

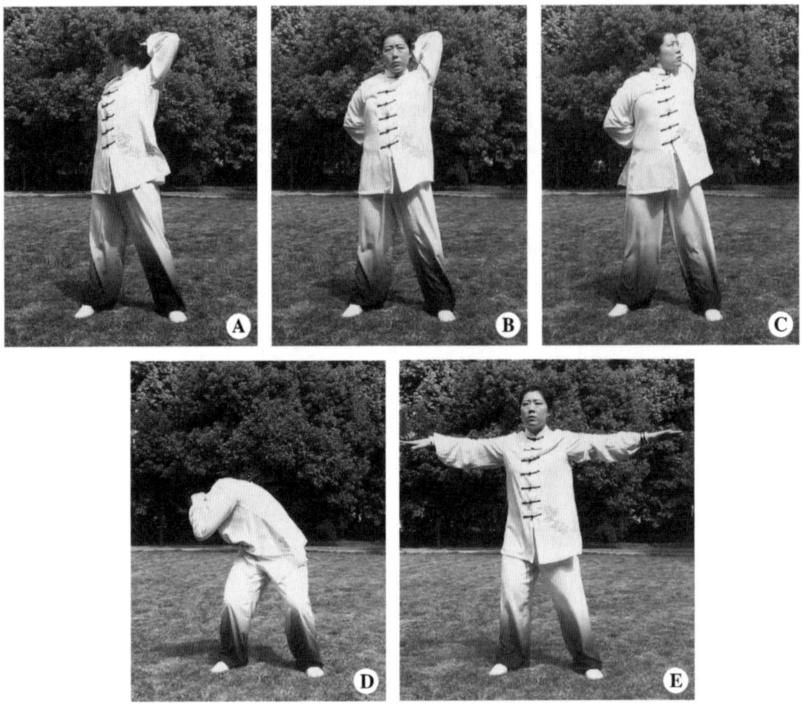

图 3-11　左九鬼拔马刀势

（2）展臂扩胸时吸气，合臂团胸时呼气；两臂内合、上抬时自然呼气，起身展臂时自然吸气。注意动作与呼吸协调配合。

（3）高血压、颈椎病患者和年老体弱者，头部转动的角度应小且轻缓。

【注意事项】

（1）合臂时，身后手臂主动上推。

（2）下蹲时重心稳定、不偏移。

（3）动作放松，切忌故意转动头部。

【功理作用】

（1）身体的屈曲、伸展等运动使全身真气开、合、启、闭，脾胃得到摩动，肾得以强健；此式具有疏通玉枕穴、夹脊穴等要穴的作用。

（2）此式动作可提高颈肩部、腰背部的肌肉力量，改善各关节的活动功能。

（九）三盘落地势

动作一：左脚向左侧开步，两脚距离略宽于肩宽，脚尖向前。目视前下方（图 3-12A）。屈膝下蹲。同时，沉肩、坠肘，两掌逐渐用力下按，两肘微屈，掌心朝下，指尖向外。目视前下方（图 3-12B）。下蹲时，口吐“嗨”音，音吐尽时，舌尖向前轻抵上腭，终止吐音。

动作二：翻掌向上，肘微屈，上托至侧平举，同时，缓缓起身直立。目视前方（图 3-12C）。

重复动作一至动作二 3 遍。第一遍微蹲（图 3-12D）；第二遍半蹲（图 3-12E）；第三遍全蹲（图 3-12F）。

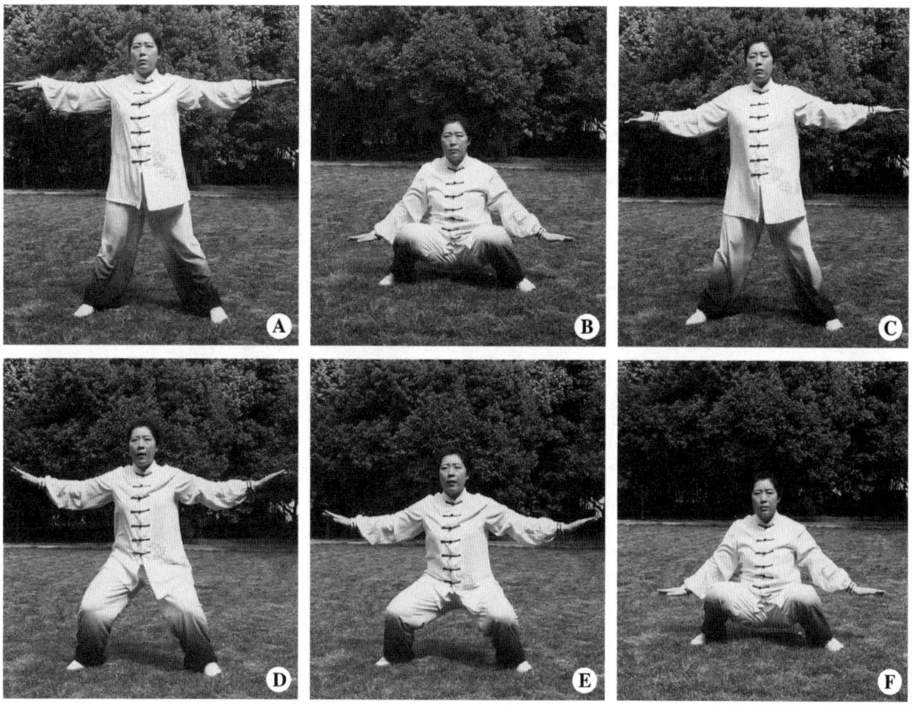

图 3-12　三盘落地势

【动作要点】

（1）下蹲时，松腰，裹臀，两掌如负重物；起身时，两掌如托重物。

（2）下蹲时依次加大幅度。年老与体弱者下蹲深度可灵活掌握，量力而行。

（3）下蹲与起身时，上体始终直立，不应前倾或后仰。

（4）吐“嗨”音时，口微张，上唇着力压龈交穴，下唇松，不着力于承浆穴，音从喉部发出。

（5）瞪眼闭口时，舌抵上腭，身体中正安舒。

【注意事项】

（1）下蹲按掌、屈肘，两掌水平下按。

（2）下蹲时注意口吐“嗨”音。

【功理作用】

（1）通过下肢的屈伸活动，配合口吐“嗨”音，使体内真气在胸腹间相应地降、升，达到心肾相交、水火既济。

（2）此式动作可增强腰腹及下肢力量，起到壮丹田之气、强腰固肾的作用。

（十）青龙探爪势

右青龙探爪势

动作一：接上式。左脚收半步，约与肩同宽（图 3-13A）。两手握固，两臂屈肘内收于腰间，拳轮贴于章门穴，拳心向上。目视前下方（图 3-13B）。然后右拳变掌，右臂伸直，经下向右侧外展，略低于肩，掌心向上。目随手动（图 3-13C）。

动作二：右臂屈肘、松腕，掌变“龙爪”，指尖朝左，经下颌向身体左侧水平伸出，目随手动。躯干随之向左转约 90°。目视右掌指所指方向（图 3-13D、E）。

动作三：“右爪”变掌，随之身体左前屈，掌心向下按至左脚外侧。目视下方（图 3-13F）。躯干由左前屈转至右前屈，并带动右手经左膝或左脚前划弧至右膝或右脚外侧，手臂外旋，掌心向前，握固。目随手动视下方（图 3-13G、H）。

动作四：上体抬起，直立。右拳随上体抬起收于章门穴，拳心向上。目视前下方（图 3-13I）。

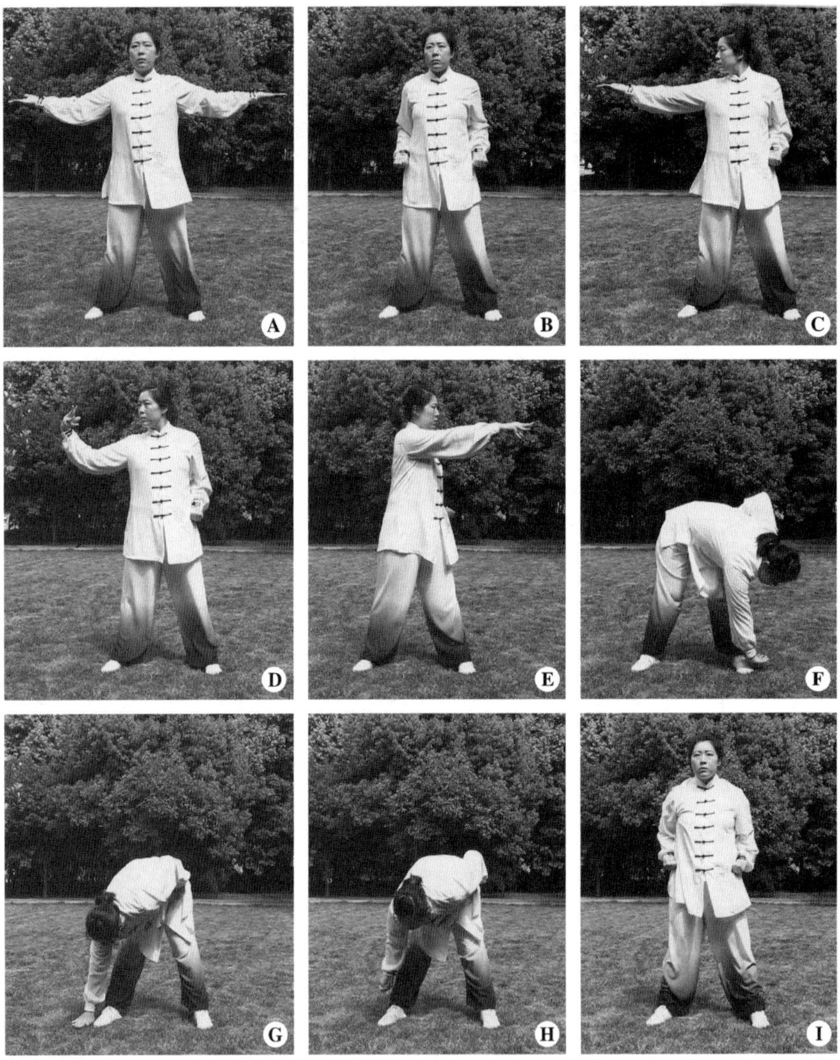

图 3-13　右青龙探爪势

左青龙探爪势

左青龙探爪势与右青龙探爪势动作相同，方向相反（图 3-14）。

【动作要点】

（1）伸臂探“爪”，下按划弧，力注肩背，动作自然、协调，一气呵成。

（2）目随手动，意存“爪”心。

（3）年老与体弱者前俯下按或划弧时，要量力而行。

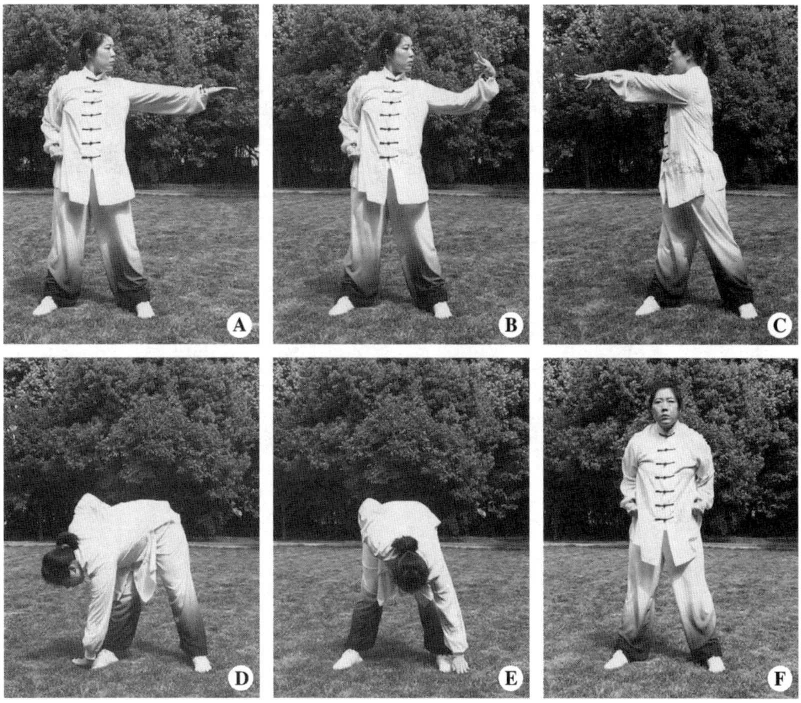

图 3-14 左青龙探爪势

【注意事项】

（1）身体前俯时动作幅度适宜，膝盖伸直。

（2）五指伸直分开，目视示指、环指，小指内收，力在“爪”心。

【功理作用】

（1）中医认为肝藏血，肝经布循两胁肋。通过转身、左右探爪及身体前屈，可使两胁肋交替松紧开合，有疏肝理气、调畅情志的功效。

（2）本式可改善腰部及下肢肌肉的活动功能。

（十一）卧虎扑食势

左卧虎扑食势

动作一：接上式。右脚尖内扣 45°，左脚收至右脚内侧成丁步，脚尖点地。同时身体左转约 90°，两手握固于腰间章门穴不变。目随转体视左前方（图 3-15A）。

动作二：左脚向前迈一大步，成左弓步。同时，两拳提至肩部云门穴，并内旋变“虎爪”，向前扑按，如虎扑食，肘微屈。目视前方（图 3-15B）。

动作三：躯干由腰到胸逐节屈伸，重心随之前后适度移动。同时，两手随躯干屈伸向下、向后、向上、向前环绕一周（图 3-15C～E）。随后上体下俯，两“爪”下按，十指尖着地。右腿屈膝，脚趾抓地；前脚跟稍抬起。随后塌腰，挺胸抬头，瞪目，动作稍停，目视前上方（图 3-15F、G）。

年老体弱者可俯身，两“爪”向前下按至左膝前两侧，顺势逐步塌腰、挺胸、抬头、瞪目。动作稍停。

动作四：起身，双手握固于腰间章门穴，身体重心后移，左脚尖内扣约 135°，身体重心左移。同时，身体右转 180°，右脚收至左脚内侧成丁步，脚尖点地（图 3-15H）。

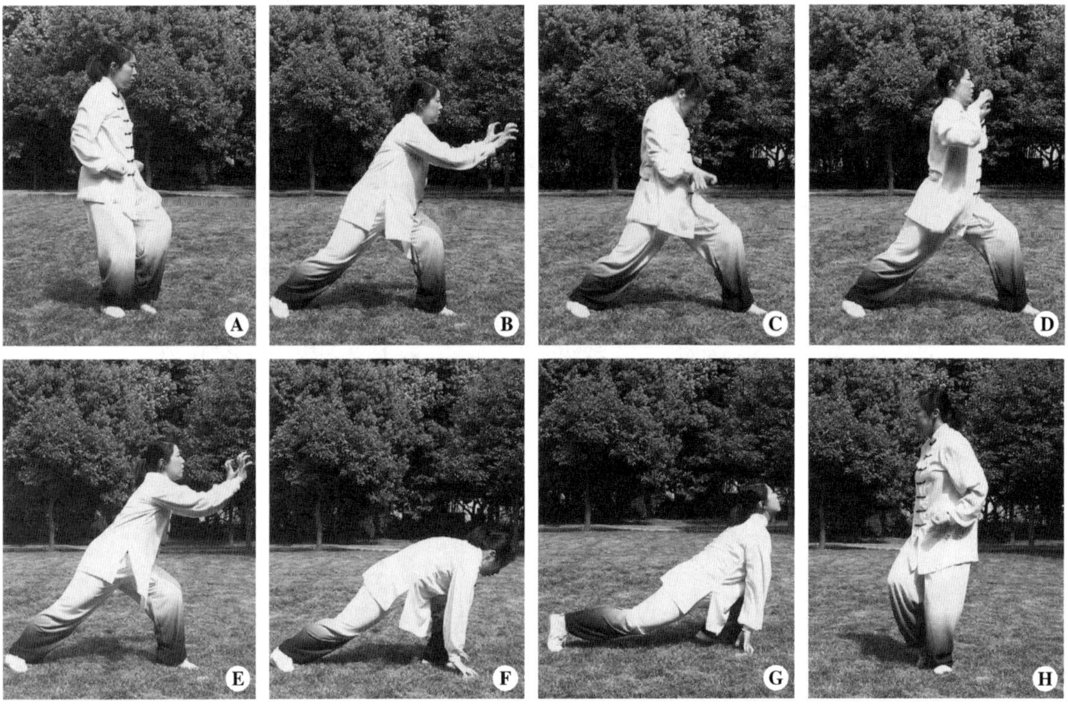

图 3-15　左卧虎扑食势

右卧虎扑食势

右卧虎扑食势与左卧虎扑食势动作相同，方向相反（图 3-16）。

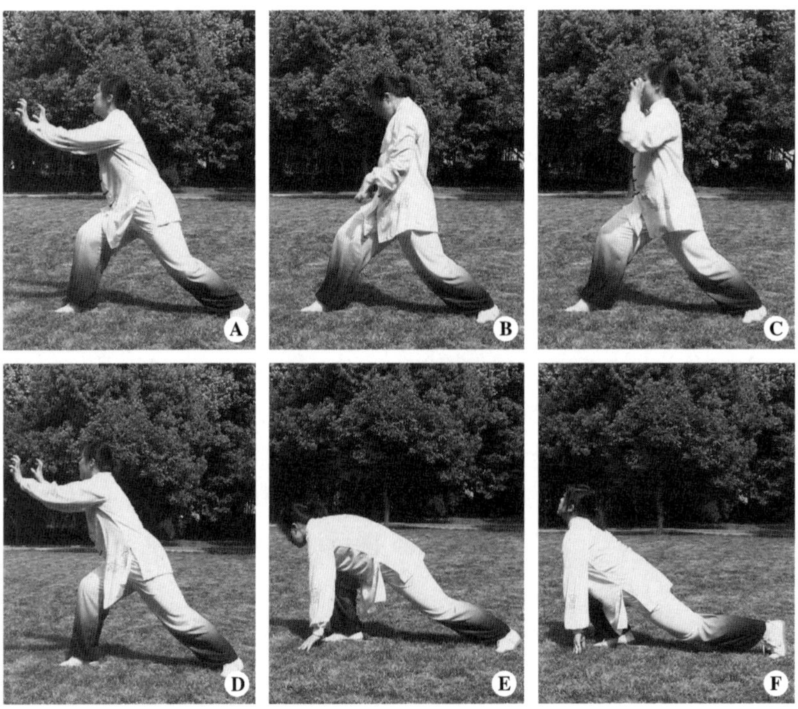

图 3-16　右卧虎扑食势

【动作要点】

（1）躯干屈伸带动双手环绕、前扑。

（2）抬头瞪目时，力达指尖，腰部呈反弓形。

（3）年老和体弱者应根据身体状况调整动作幅度。

【注意事项】

（1）躯干直立，目视前上方。

（2）五指一、二指节弯曲，力在指尖。

【功理作用】

（1）中医认为任脉为阴脉之海，统领全身阴经之气。虎扑之势、身体的后仰、胸腹的伸展，可使任脉得以疏伸及调养，同时可以调和手足三阴之气。

（2）此式动作可改善腰腿肌肉活动功能，起到强健腰腿的作用。

（十二）打躬势

动作一：接上式。起身，重心右移，随之身体转正。右脚尖内扣，脚尖朝前，左脚收回，成开立姿势。同时，两手随身体左转放松，外旋，掌心向前，外展至侧平举后，两臂屈肘，两掌掩耳，十指扶按枕部，指尖相对，用两手示指弹拨中指击打枕部 7 次（鸣天鼓）。目视前下方（图 3-17A、B）。

动作二：身体前俯，从头、颈、胸、腰、骶缓慢向下逐节牵引，两膝伸直，目视脚尖，停留片刻（图 3-17C、D）。

动作三：由骶、腰、胸、颈、头自下而上缓缓逐节伸直，身体直立。同时，两掌掩耳，十指扶按枕部，指尖相对。目视前下方（图 3-17E）。

重复动作二至动作三 3 遍，逐渐加大身体前屈幅度，并稍停。第 1 遍前屈小于 90°，第 2 遍前屈约 90°，第 3 遍前屈大于 90°（图 3-17F～H）。年老体弱者可分别前屈约 30°、45°、90°。

【动作要点】

（1）体前屈时，直膝，两肘外展。

（2）体前屈时，脊柱自头颈向前拔伸、蜷曲如勾；后展时，从尾椎向上逐节伸展。

（3）年老和体弱者可根据自身状况调整前屈的幅度。

【注意事项】 内紧外松，动作缓慢，双腿伸直。

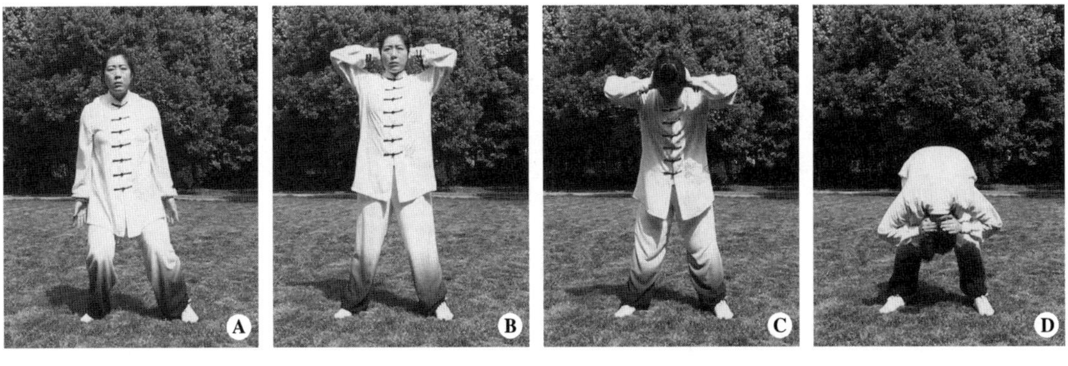

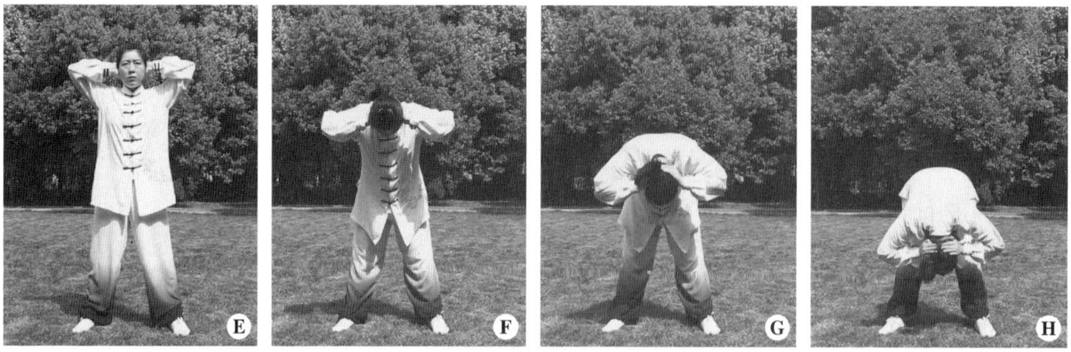

图 3-17 打躬势

【功理作用】

（1）督脉为阳脉之海，总督一身阳经之气。头、颈、胸、腰、骶逐节牵引屈伸，背部的督脉得到充分锻炼，可使全身经气发动，阳气充足，身体强健。

（2）此式可改善腰背及下肢的活动功能，强健腰腿。

（3）“鸣天鼓”有醒脑、聪耳、消除大脑疲劳的功效。

（十三）掉尾势

动作一： 接上式。起身直立后，两手猛然拔离双耳（图 3-18A）。手臂自然前伸，十指交叉相握，掌心朝内（图 3-18B、C）。屈肘，翻掌前伸，掌心向外（图 3-18D）。然后屈肘，转掌心向下内收于胸前。身体前屈塌腰、抬头，两手交叉缓缓下按。目视前方（图 3-18E、F）。年老和体弱者身体前屈，抬头，两掌缓缓下按可至膝前。

动作二： 头向左后转，同时，臀向左前扭动。目视尾闾（图 3-18G）。

动作三： 两手交叉不动，放松还原至体前屈（图 3-18H）。

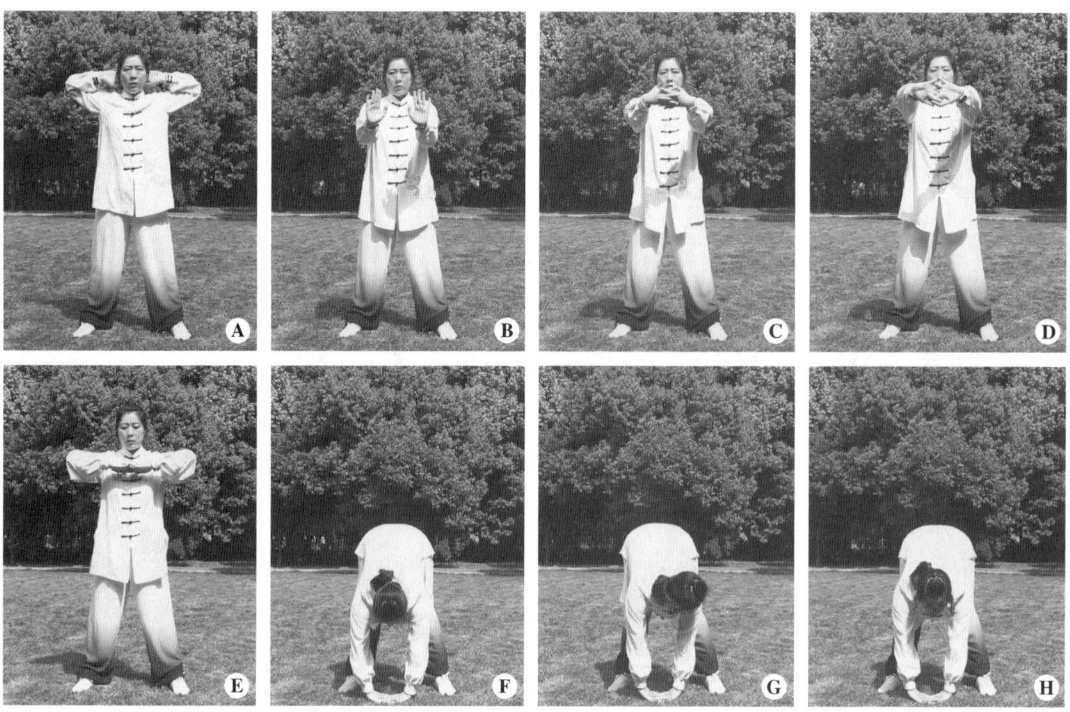

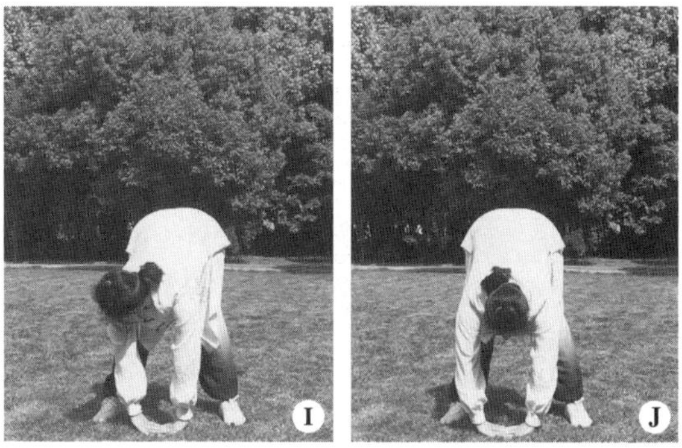

图 3-18 掉尾势

动作四：头向右后转，同时，臀向右前扭动。目视尾闾（图 3-18I）。

动作五：两手交叉不动，放松还原至体前屈（图 3-18J）。

重复动作二至动作五，共 3 遍。

【动作要点】

（1）转身扭臀时，头与臀部做相向运动。

（2）高血压、颈椎病患者与年老体弱者要量力而行，头部动作应小而轻缓。根据自身情况调整身体前屈和臀部扭动的幅度和次数。

（3）配合动作，自然呼吸，意识专一。

【注意事项】 交叉手下按固定不动，注意体会同侧肩与胯的配合。

【功理作用】

（1）体前屈及抬头、掉尾的左右屈伸运动，可使任、督二脉及全身气脉在此前各式的基础上得以调和，练功后全身舒适、轻松。

（2）此式可强化腰背肌肉力量的锻炼，有助于改善脊柱各关节和肌肉的活动功能。

（十四）收势

动作一：接上式。双手松开，两臂外旋，上体缓缓直立。同时，两臂伸直外展成侧平举，掌心向上，随后两臂上举，肘微屈，掌心朝下。目视前下方（图 3-19A～C）。

动作二：松肩，屈肘，两臂内收，两掌从体前下引至腹部，掌心向下。目视前下方（图 3-19D）。

重复动作一至动作二，共 3 遍。

两臂放松还原，自然垂于体侧。左脚收回，并拢站立，舌抵上腭，目视前方（图 3-19E）。

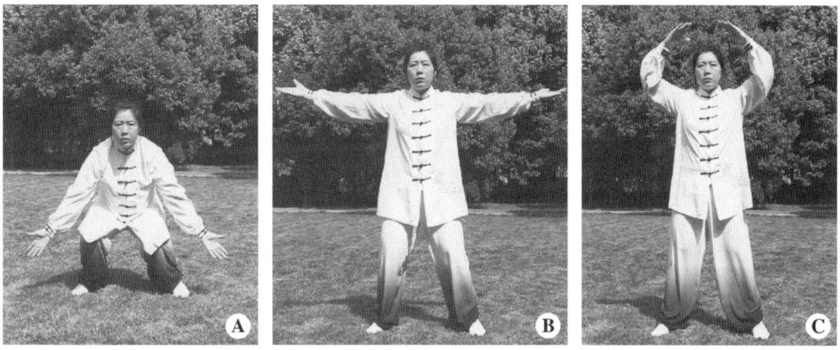

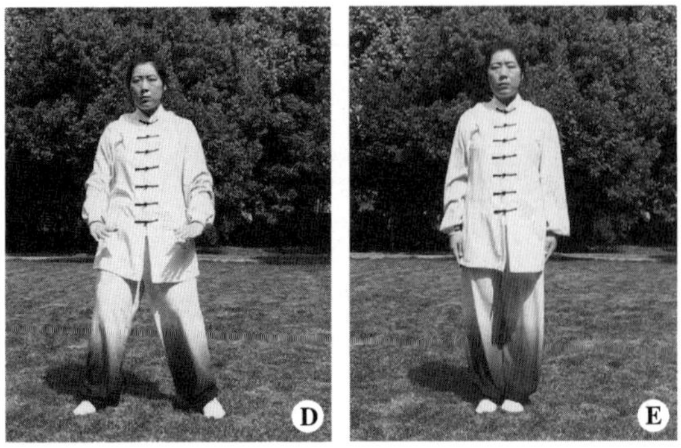

图 3-19 收势

【动作要点】

（1）第一、二次两手下引至腹部以后，意念继续下引，经涌泉穴入地。最后一次则意念随两手下引至腹部稍停。

（2）下引时，两臂匀速缓缓下行。

【注意事项】 头正，目视前下方。

【功理作用】

（1）通过上肢的上抱下引动作，引气回归丹田。

（2）此式有助于调节全身肌肉，放松关节。

（肖 旭 谢 尧）

模块四　五　禽　戏

素质目标：

1. 领会五禽戏的锻炼价值和作用。
2. 结合理论知识和五禽戏的功理作用，理解辨证施功。
3. 提高学生自学、自练、自测、自评的体育参与能力。
4. 寓德育于体育，增强学生的体育道德品质。

知识目标：

1. 掌握五禽戏的动作要领，牢记每个动作的注意事项。
2. 掌握五禽戏的功理作用。

技能目标：

1. 能够独立完成五禽戏的全套技术动作。
2. 掌握动作、呼吸、意识的协调配合。
3. 提高学生的柔韧、协调等身体素质。

一、动作名称

预备势

第一戏　虎戏

虎举　虎扑

第二戏　鹿戏

鹿抵　鹿奔

第三戏　熊戏

熊运　熊晃

第四戏　猿戏

猿提　猿摘

第五戏　鸟戏

鸟伸　鸟飞

收势

二、动作图解

预备势

动作一：两腿并拢，自然伸直，两手自然下垂于体侧。胸腹放松，头正颈直，下颚微收，舌抵上腭，目视前方（图 4-1A）。

动作二：两膝微屈，重心右移，左脚缓缓向左侧平开一步，与肩同宽，重心移至两腿之间，两膝微屈，松静站立。调息数次，意守丹田（图 4-1B）。

动作三：两臂在体前自然上提，掌心向上，与胸同高，两肘下垂外展（图 4-1C），两手向内翻转，并缓慢下按至腹前，重复 3 遍。

【动作要点】

（1）两臂上提下按，意在两掌劳宫穴，动作柔和、均匀、连贯。

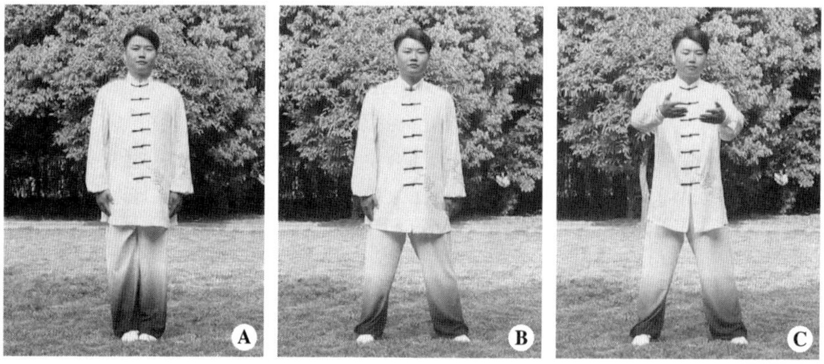

图 4-1 预备势

（2）动作可配合呼吸，两臂上提时吸气，下按时呼气。

【注意事项】

（1）开步时，注意重心转移，重心先右移，缓缓出左脚，左脚尖着地后重心再缓缓移到两腿中间。

（2）两掌上提时，两肩自然下沉，肩、肘、手动作协调、自然。

【功理作用】

（1）排除杂念，诱导入静，调和气息，宁心安神。

（2）吐故纳新，升清降浊，调理气机。

第一戏 虎戏

虎戏要体现虎的威猛。神发于目，虎视眈眈；威生于爪，伸缩有力。神威并重，气势凌人。动作变化要做到刚中有柔、柔中有刚、外刚内柔、刚柔相济，具有动如雷霆无阻挡，静如泰山不可动摇的气势。

（一）虎举

动作一：接上式，两掌撑开变虎爪状，目视两掌（图 4-2A）。

动作二：两掌由“虎爪”变握拳，拳心相对，两拳沿体前缓慢上提，至肩前时，十指撑开，举至头上方，眼随手走（图 4-2B）。

动作三：两掌在头上方弯曲似虎爪状后握拳，拳心相对（图 4-2C），下拉至肩前，双拳变掌继续下按至腹前，掌心向下，眼随手走。

重复动作一至动作三 3 遍后，两手自然下垂于体侧。

【动作要点】

（1）十指撑开，弯曲呈虎爪状，外旋握拳，三个环节均要贯注劲力。

（2）两掌向上如托举重物，提胸收腹，充分拔长躯体。两掌下落如拉双环，含胸松腹，气沉丹田。

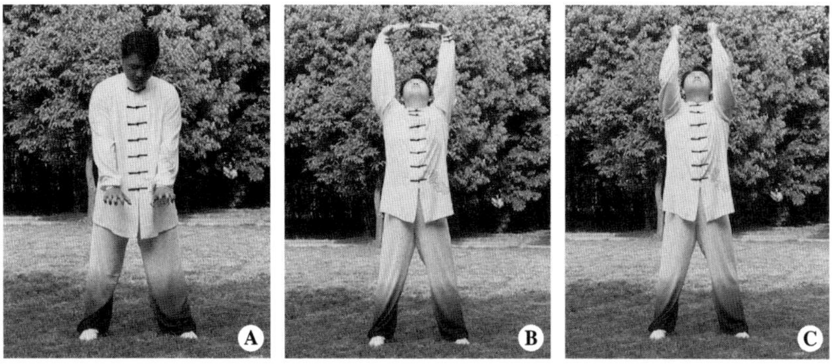

图 4-2 虎举

（3）眼随手动。

（4）动作可配合呼吸，两掌上举时吸气，下落时呼气。

【注意事项】

（1）手形由掌变拳时，“虎爪”形态要明显。

（2）两掌向头部正上方托举，身体与地面保持垂直。

【功理作用】

（1）两掌举起，吸入清气；两掌下按，呼出浊气。一升一降，疏通三焦气机，调理三焦功能。

（2）虎爪变拳可增强手部握力，改善上肢远端关节的血液循环。

（二）虎扑

动作一： 接上式，两掌半握拳，沿体侧上提至肩前上方，继续向上、向前划弧，十指弯曲呈虎爪状，同时上体前俯，两手尽力前伸，挺胸塌腰，臀部后引，目视前方（图 4-3A）。

动作二： 两腿屈膝下蹲，收腹含胸。两手向下划弧至两膝两侧，掌心向下，目视前下方（图 4-3B）。

动作三： 两腿伸膝、送髋，上体挺腹、后仰，同时两掌半握拳沿体侧上提至胸侧，目视前上方（图 4-3C）。

动作四： 重心移至右脚，左脚提起，向左前方迈出一步，脚跟着地；右腿屈膝下蹲成左虚步，同时两手向前、向下变“虎爪”，下扑至膝前两侧，掌心向下，目视前下方（图 4-3D）。随后上体抬起，左脚收回，开步站立，两手自然下垂于体侧。

动作五至动作八： 同动作一至动作四，唯左右相反。

重复动作一至动作八 1 遍后，两掌向身体侧前方举起，与胸同高，掌心向上（图 4-3E）。两臂屈肘，两掌内合下按，自然垂于体侧，眼睛目视前方。

【动作要点】

（1）上体前俯，两手尽力向前伸，臀部向后引，充分伸展脊柱。

（2）屈膝下蹲，收腹含胸要与伸膝、送髋、挺腹、后仰动作连贯，使脊柱完成由折叠到展开的流畅动作，两掌下按、上提要与之配合协调。

（3）虚步下扑时，速度可加快，先柔后刚，配合快速呼气。气由丹田发出，以气催力，力达指尖，表现出虎的威猛。

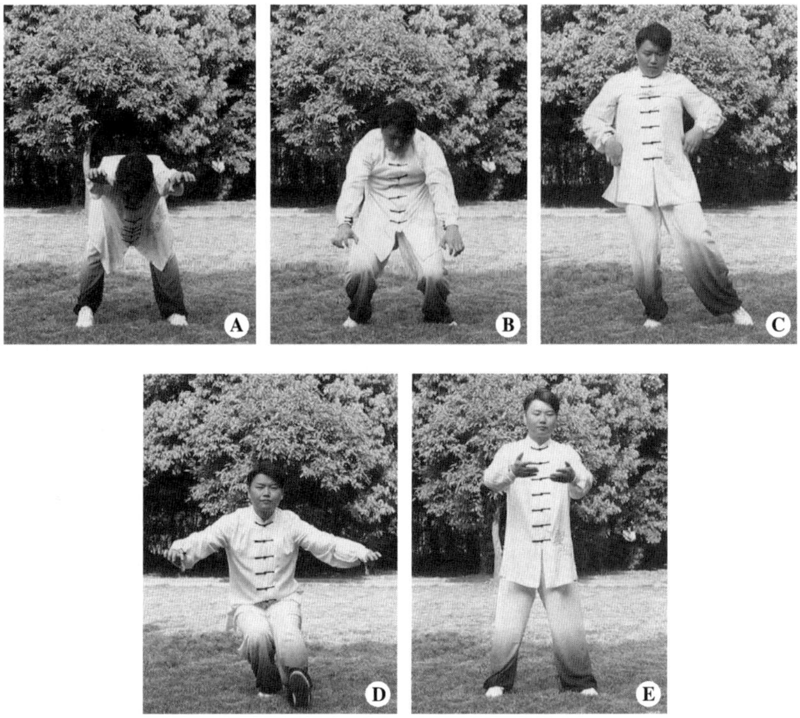

图 4-3 虎扑

（4）中老年习练者或体弱者，可酌情减小动作幅度。

【注意事项】

（1）两手前伸抓扑时，拳变虎爪，力达指尖，由柔转刚。两掌向里划弧回收时，虎爪屈拢，轻握空拳，由刚转柔。

（2）身体前挺展开时，两手要注意后伸，运行路线要呈弧形，协助身体完成屈伸动作。

（3）迈步时，两脚横向间要保持一定宽度，适当增大稳定角度。

【功理作用】

（1）虎扑动作形成了脊柱的前后伸展折弯运动，尤其是引腰前伸，增加了脊柱各关节的柔韧性和伸展度，可使脊柱保持正常的生理弧度。

（2）脊柱运动能增强腰部肌肉力量，对常见的腰部疾病，如腰肌劳损、习惯性腰扭伤等有防治作用。

（3）督脉行于背部正中，任脉行于腹面正中。脊柱的前后伸展折弯，牵动任、督两脉，起到调理阴阳、疏通经络、行气活血的作用。

第二戏　鹿戏

鹿喜挺身眺望，好角抵，运转尾闾，善奔走，通任、督两脉。习练鹿戏时，动作要轻盈舒展，神态要安闲雅静，意想自己置身于群鹿中，在山坡、草原上自由快乐地活动。

（三）鹿抵

动作一：接上式，两腿微屈，身体重心移至右腿，左脚经右脚内侧向左前方迈步，脚跟着地。同时，身体稍右转，两掌握空拳向右侧摆起，拳心向下，高与肩平，眼随手走，视右拳（图 4-4A）。

动作二：左腿屈膝，重心向左腿压，左脚尖外展踏实，右腿伸直踏实。同时，身体左转，两拳变“鹿角”向上、向左、向后划弧，左臂肘关节抵在左侧腰，右手臂举至头前，向左后方伸出。目视右脚跟（图 4-4B）。随后身体右转，左脚收回，成开立步，同时，双手向上、向右、向下划弧，两掌握空拳下落于体前。目视前下方。

动作三至动作四：同动作一至动作二，唯左右相反（图 4-4C、D）。

重复动作一至动作四 1 遍，回到预备式。

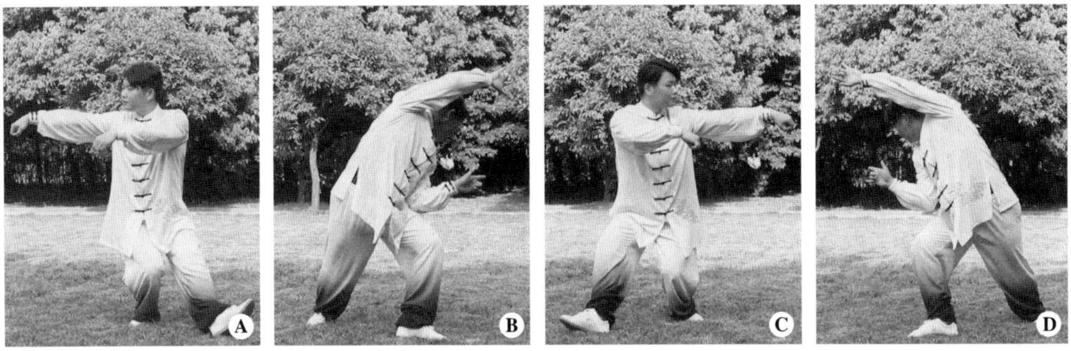

图 4-4 鹿抵

【动作要点】

（1）腰部侧屈拧转，侧屈的一侧腰部要压紧，另一侧腰部则借助上举手臂后伸，充分牵拉。

（2）后脚脚跟要踏实，固定下肢位置，加大腰腹部的拧转幅度，运转尾闾。

（3）动作可配合呼吸，两掌划弧摆动时吸气，向后伸抵时呼气。

【注意事项】

（1）腰部侧屈拧转时，身体不可过于前倾。

（2）身体要充分侧屈，眼要看到脚跟。

【功理作用】

（1）腰部的侧屈拧转使脊椎充分旋转，可增强腰部的肌肉力量。

（2）目视后脚脚跟，加大腰部在拧转时的侧屈幅度，可改善腰椎小关节紊乱等症。

（3）中医认为腰为肾之府，尾闾运转，有强腰补肾、强筋健骨的功效。

（四）鹿奔

动作一：接上式，左脚向前一步，屈膝，成左弓步，同时两掌握空拳，向上、向前划弧至体前，与肩同宽、同高，掌心向下。目视前方（图 4-5A）。

动作二：重心后移，左膝伸直，全脚掌着地，右腿屈膝。低头、弓背、收腹。同时，两臂内旋，两掌前伸，掌背相对，拳变“鹿角”（图 4-5B）。

动作三：重心前移，上体抬起，右腿伸直，左腿屈膝，成左弓步。同时，两臂外旋，“鹿角”变空拳，与肩同高，拳心向下，目视前方（图 4-5C）。

动作四：左脚收回。换右边动作前，两脚有一轻盈的跳动，两拳变掌，回落于体侧。目视前方（图 4-5D）。

动作五至动作八：同动作一至动作四，唯左右相反（图 4-5E～H）。

重复动作一至动作八 1 遍，进行 1 次同虎扑结束时的调息。

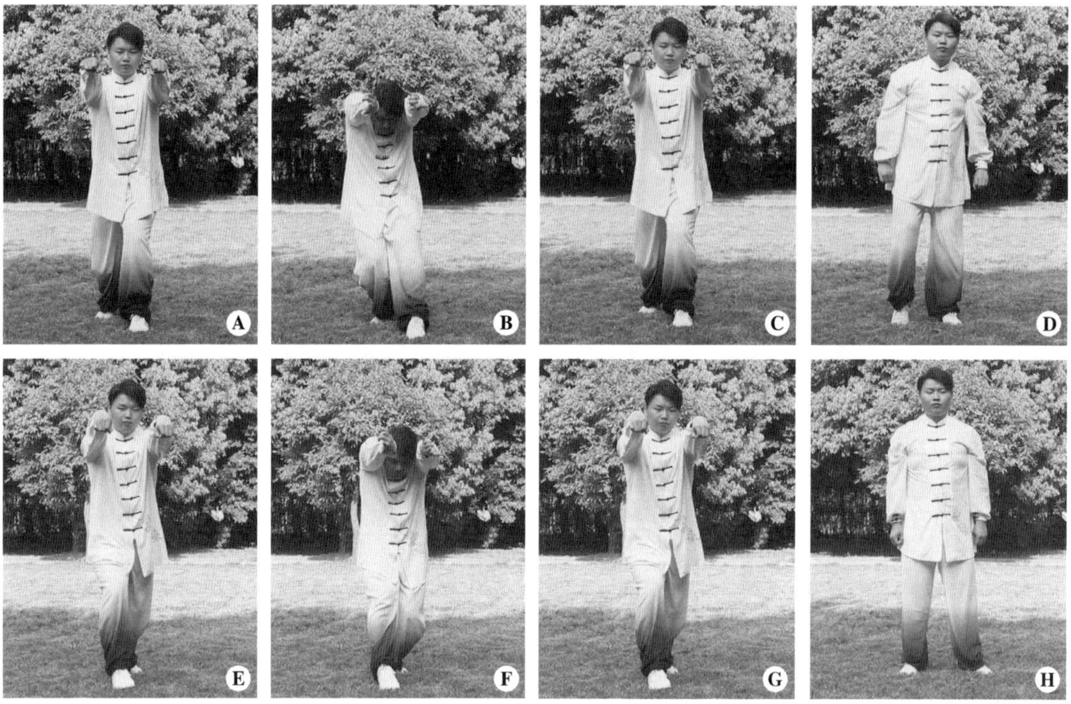

图 4-5　鹿奔

【动作要点】

（1）提脚前，胯下要有弧度，落地轻灵，体现鹿的安舒神态。

（2）身体后坐时，两臂前伸，胸部内含，背部呈横弓状；头前伸，背后拱，腹收缩，臀内敛，呈竖弓状，使腰背部得到充分伸展和拔长。

（3）动作配合呼吸，身体后坐时配合吸气，重心前移时配合呼气。

【注意事项】

（1）落步后两脚不可呈一直线，防止重心不稳。

（2）背部横弓与躯干竖弓要明显。

【功理作用】

（1）两臂内旋前伸，肩背部肌肉得到牵拉，可缓解肩颈部紧张；躯干弓背收腹，能改善脊柱畸形，增强腰背部肌肉力量。

（2）向前落步时，气沉丹田，身体重心后坐时，气运命门穴，重心后坐时，整个脊柱后弯，内夹尾闾穴，后凸命门穴，打开大椎穴，意在疏通督脉经气，具有振奋全身阳气的作用。

第三戏　熊戏

熊戏要表现出熊憨厚沉稳、松静自然的神态。运势外阴内阳，外动内静，外刚内柔，以意领气，气沉丹田；行步外观笨重拖沓，其实内中生灵，蕴涵内劲，沉稳之中显灵敏。

（五）熊运

动作一： 接上式，两掌握空拳变成“熊掌”，拳眼相对，垂于腹部，目视两拳（图 4-6A）。

动作二： 以腰、腹为轴，做由右上向左下的腹部摇晃，两拳在腹前做划圆动作，眼随手走（图 4-6B），重复 1 遍。

动作三至动作四： 同动作一至动作二，唯方向相反（图 4-6C、D）。完成后两拳变掌自然下垂。

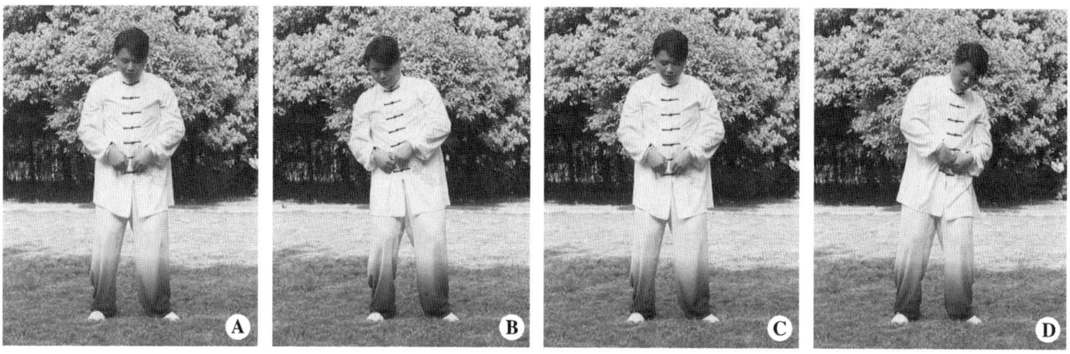

图 4-6 熊运

【动作要点】

（1）两掌划圆是由腰、腹部的摇晃而被动牵动，动作要协调自然。

（2）两掌划圆是外导，腰、腹摇晃为内引，意念内气在腹部丹田运行。

（3）动作可配合呼吸，身体上提时吸气，身体前俯时呼气。

【注意事项】

（1）肩肘放松，两掌轻附于腰、腹，体会用腰、腹的摇晃来带动两手运行。

（2）相对固定腰、胯位置，身体摇晃时，在意念上是做立圆摇转。因此，当向上摇晃时，提胸收腹，充分伸展腰、腹；向下摇晃时，含胸松腹，挤压脾、胃、肝等中焦区域的内脏器官。

【功理作用】

（1）此式可活动腰部关节和肌肉，可防治腰肌劳损等。

（2）腰腹转动，两掌划圆，可引导内气运行，可加强脾胃的运化功能。

（3）腰、腹摇晃，对消化器官进行体内按摩，可防治消化不良、腹胀纳呆、便秘腹泻等症，同时，习练该式对腰腿部肌肉、四肢起到了锻炼作用，对腰肌劳损、下肢无力等症也有一定功效。

（六）熊晃

动作一： 接上式，重心右移，左髋上提，牵动左脚离地，再微屈左膝。两掌握空拳成熊掌，目视左前方（图 4-7A）。

动作二： 重心前移，左脚向左前方迈步落实，全脚掌踏实，脚尖向前，成左弓步。同时，身体右转，左臂内旋前靠，左拳摆至左膝前上方，拳心向左外侧；右拳摆至体后，拳心向后，目视左前方（图 4-7B）。

动作三： 身体左转，重心后坐，右腿屈膝，左腿微屈。同时，拧腰晃肩，带动两臂前后弧形摆动，右拳摆至左膝前上方，拳心向右；左拳摆至体后，拳心向后。目视左后方

（图 4-7C）。

动作四：身体右转，重心前移。左腿屈膝，右腿微屈。同时，左臂内旋前靠，左拳摆至左膝前上方，拳心向左外侧；右拳摆至体后，拳心向后，目视左前方（图 4-7D）。

动作五至动作八：同动作一至动作四，唯左右相反（图 4-7E～H）。

重复动作一至动作八 1 遍后，左脚开立，两拳变掌自然下垂。进行 1 次同虎扑结束时的调息。

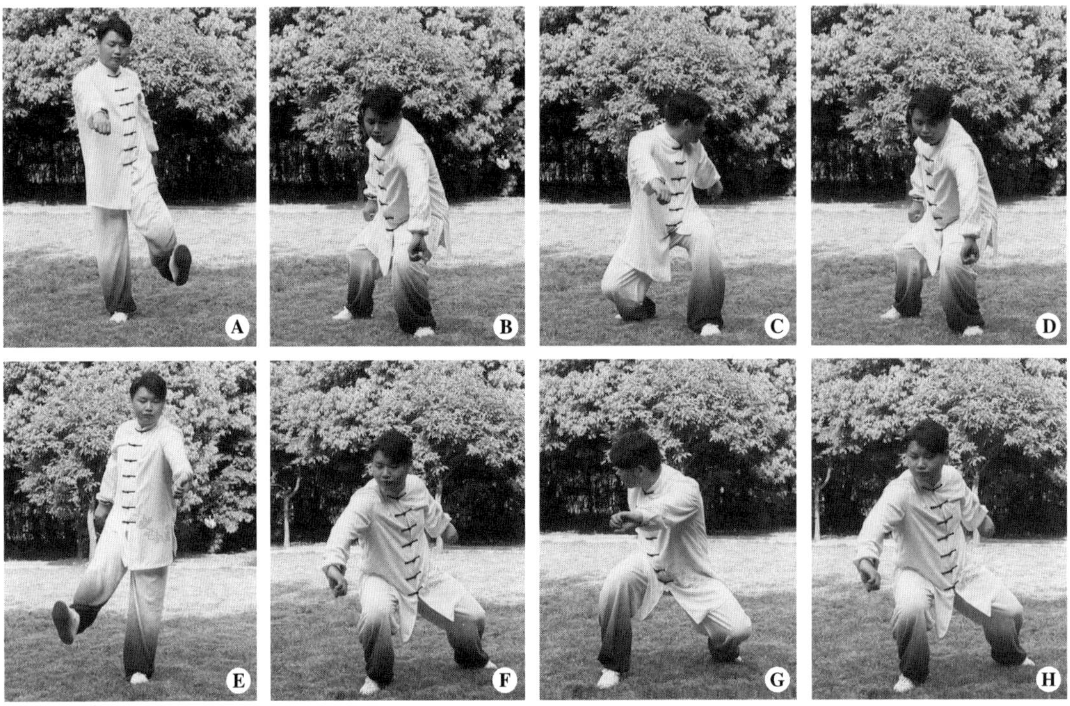

图 4-7 熊晃

【动作要点】

（1）用腰侧肌群收缩来牵动大腿上提，按提髋、起腿、屈膝的先后顺序提腿。

（2）两脚之间的横向间距稍宽于肩，随重心前移，全脚掌踏实，使震动感传至髋关节，体现熊步的沉稳厚实。

【注意事项】

（1）可先练习左右提髋，方法是两肩保持水平，重心移至右脚，上提左髋，牵动左腿提起，在原处落下；然后重心左移，上提右髋，以此体会腰侧肌群收缩状态。

（2）提髋，屈膝，身体重心前移，脚自然落地，重心落于全脚掌。同时，踝、膝关节放松，使震动感传至髋部。

【功理作用】

（1）身体左右晃动，意在两胁肋，调理肝脾。

（2）提髋行走，加上落步的微震，可增强髋关节周围肌肉的力量，提高平衡能力。

第四戏　猿戏

猿生性好动，机智灵敏，善于纵跳。习练猿戏时，外练肢体的轻灵敏捷，欲动则如疾风闪电，迅敏机警；内练精神的宁静，欲静则以静月凌空，万籁无声。从而达到“外动内静”“动静结合”的境界。

（七）猿提

动作一：接上式，两掌在体前，手指先伸直分开，再屈腕，五指撮拢成猿勾（图 4-8A）。

动作二：两掌上提至胸前，两肩上耸，收腹提肛。同时，脚后跟提起，头向左转，眼睛看左侧（图 4-8B）。

动作三：两肩下沉，头转正，松腹落肛，脚跟着地。同时，猿勾变掌，掌心向下，目视前方（图 4-8C）。

动作四：两掌沿体前下按落于体侧，目视前方（图 4-8D）。

动作五至动作八：同动作一至动作四，唯向右转头（图 4-8E～H）。

重复动作一至动作八 1 遍。

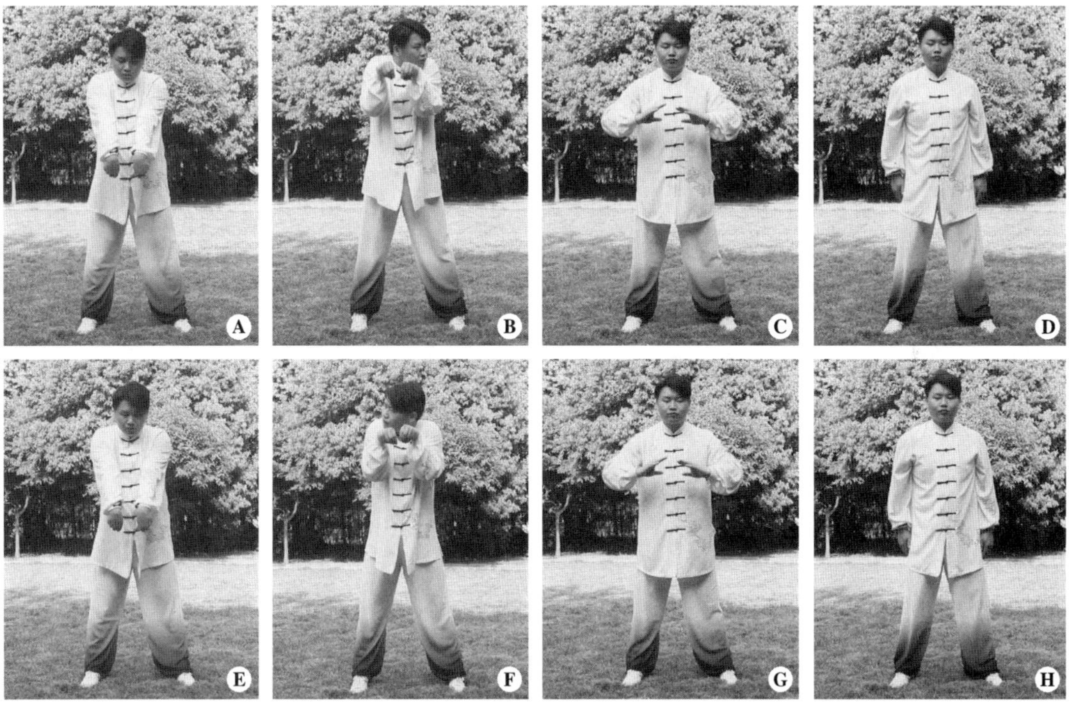

图 4-8　猿提

【动作要点】

（1）掌指撮拢变勾，速度稍快。

（2）按耸肩、收腹、提肛、脚跟离地、转头的顺序，上提重心。耸肩、缩胸、屈肘、提腕要充分。

（3）动作可配合提肛呼吸，两掌上提吸气时，稍用意提起会阴部；下按呼气时，放松会阴部。

【注意事项】

（1）头部百会穴上领，牵动整个身体垂直向上，起到稳定重心的作用。

（2）以胸部膻中穴为中心，缩颈、夹肘、团胸、收腹，可加强胸、背部和上肢的力量。

【功理作用】

（1）猿勾的快速变化，意在增强神经、肌肉反应的灵敏性。

（2）两掌上提时，缩颈、耸肩、团胸吸气，挤压胸腔和颈部血管；两掌下按时，伸颈、沉肩、松腹，扩大胸腔体积，可增强呼吸幅度，按摩心脏，改善脑部供血。

（3）提踵直立，可增强腿部力量，提高平衡能力。

（八）猿摘

动作一：接上式，左脚向左后方撤半步，脚尖点地；右腿屈膝，重心落于右腿。同时，左臂屈肘，左掌撮拢成猿勾收至左腰侧；右掌向右前方自然摆起，掌心向下（图 4-9A）。

动作二：重心后移，左脚踏实，屈膝下蹲；右脚收至左脚内侧，脚尖点地，成右丁步。同时，右掌向下经腹前向左上方划弧至头左侧，掌心对太阳穴。眼睛先随右手动，再转头注视右前上方（图 4-9B）。

动作三：左掌内旋，掌心向下，沿体侧下按至左髋侧。目视右掌。右脚向右前方迈出一大步，左脚蹬伸，重心前移，右腿伸直，左脚脚尖点地。同时，右掌经体前向右后上方划弧，举至体侧变猿勾，稍高于肩；左掌向前、向上伸举，屈腕捏勾，呈采摘势。目视左掌（图 4-9C）。

动作四：重心后移。左掌由猿勾变为握固；右手变掌自然回落于体前，虎口向前。随后左腿屈膝下蹲；右脚收至左脚内侧，脚尖点地，成右丁步。同时，左臂屈肘收至左耳旁，掌指分开，掌心向上，呈托桃状；右掌经体前向左划弧至左肘下捧托。目视左掌（图 4-9D）。

动作五至动作八：同动作一至动作四，唯左右相反（图 4-9E～H）。

重复动作一至动作八 1 遍，然后左脚向左横开一步，两腿直立，进行 1 次同虎扑结束时的调息。

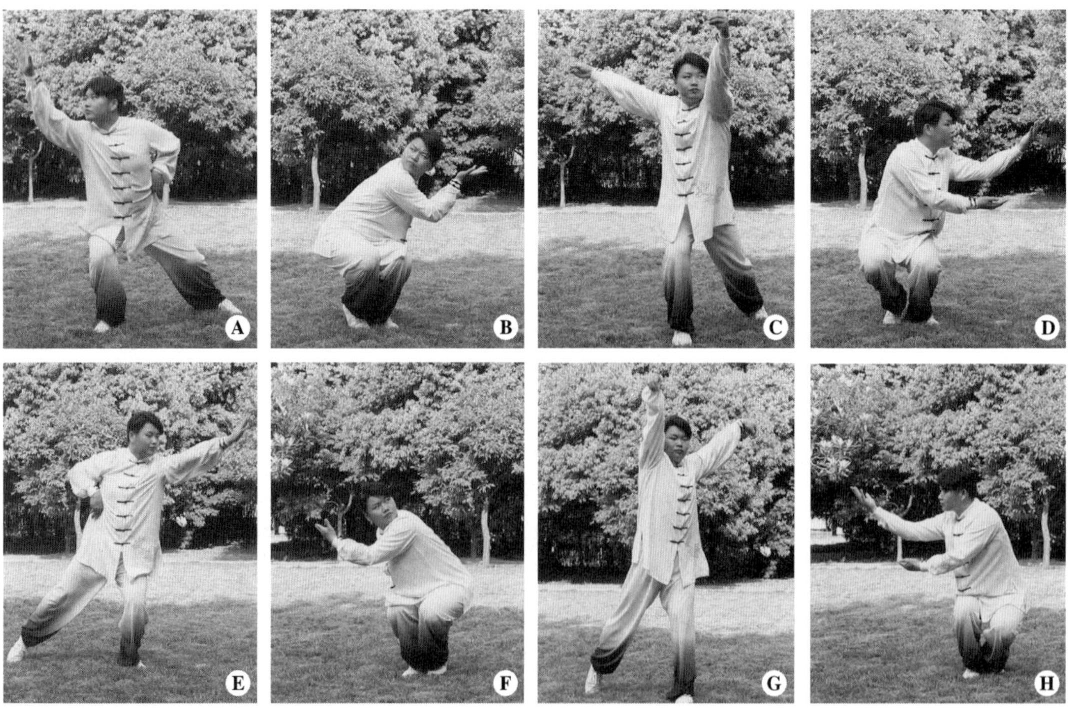

图 4-9 猿摘

【动作要点】

（1）眼要随上肢动作变化左顾右盼，表现出猿猴眼神的灵敏。

（2）屈膝下蹲时，全身呈收缩状。蹬腿迈步，向上采摘，肢体要充分展开。变猿勾时手指撮拢快而敏捷；变握固后，手掌呈托桃状时，掌指要及时分开。

（3）动作以神似为主，重在体会其意境，不可太夸张。

【注意事项】

（1）下蹲时，上臂靠近身体。蹬伸时，手臂要充分展开。

（2）向上采摘时，手的运行路线呈向上弧形，动作到位时，手掌才变猿勾状。

【功理作用】

（1）眼神的左顾右盼，有利于颈部运动，促进头颈部的血液循环。

（2）本式动作体现了神经系统和肢体运动的协调性，模拟猿猴在采摘桃果时愉悦的心情，可调节神经系统的紧张性，调节情绪。

第五戏　鸟戏

鸟戏取形于鹤。鹤，轻盈安详，习练时，要表现出鹤的昂然挺拔、悠然自得的神韵。仿效鹤翅飞翔，抑扬开合。两臂上提，伸颈运腰，真气上引；两臂下合，含胸松腹，气沉丹田。活跃周身经络，灵活四肢关节。

（九）鸟伸

动作一： 接上式，两腿微屈下蹲，两掌在腹前相叠（图 4-10A）。

动作二： 两掌向上举至头前上方，掌心向下，脚尖向前。身体微前倾，抬头，提肩，伸颈，挺胸，塌腰。目视前下方（图 4-10B）。

动作三： 右腿屈膝，重心右移，左腿屈膝收脚，同时两掌相叠下按至腹前。目视两掌（图 4-10C）。

动作四： 重心右移，右腿蹬直，左腿伸直向后抬起。同时，两掌左右分开，掌呈“鸟翅”向体侧后方摆起，掌心向上。抬头，伸颈，挺胸，塌腰。目视前方（图 4-10D）。随后左脚回落成左右开立步，两腿微屈半蹲。

动作五至动作八： 同动作一至动作四，唯左右相反（图 4-10E～H）。

重复动作一至动作八 1 遍后，右脚回落，两脚成开立步，两掌自然下垂。目视前方。

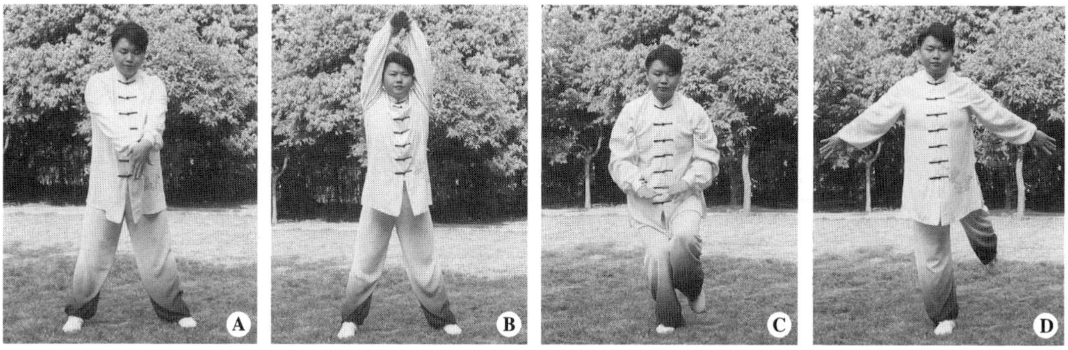

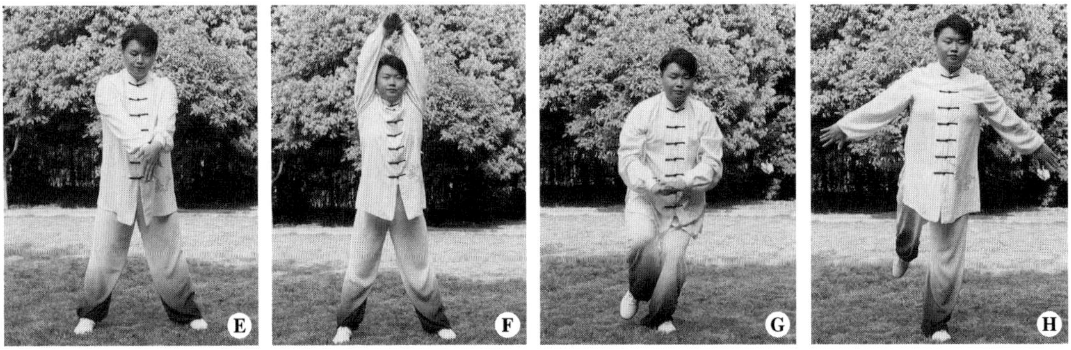

图 4-10 鸟伸

【动作要点】

（1）两掌在体前相叠，上下位置可任选，以舒适自然为宜。

（2）注意动作松紧变化。掌上举时，颈、肩、臀部紧缩；下落时，两腿微屈，颈、肩、臀部松沉。

（3）两臂后摆时，身体向上拔伸，呈向后反弓状。

【注意事项】

（1）先练习两掌相叠，在体前做上举下落动作，上举时收紧，下落时放松，逐步过渡到完整动作。

（2）重心移到支撑腿后，另一腿再向后抬起，支撑腿的膝关节挺直，有助于提高动作的稳定性。

【功理作用】

（1）两掌上举吸气，扩大胸腔；两手下按，气沉丹田，呼出浊气，可加强肺的吐故纳新功能。

（2）两掌上举，作用于大椎穴和尾闾穴，督脉得到牵动；两掌后摆，身体呈反弓状，任脉得到拉伸。这种松紧交替的练习方法，可增强疏通任、督两脉经气的作用。

（十）鸟飞

动作一：接上式，两腿微屈，两掌呈“鸟翅”合于腹前，掌心相对。目视前下方。右腿伸直独立，左腿屈膝提起，小腿自然下垂，脚尖向下。同时，两掌呈展翅状在体侧平举向上，稍高于肩，掌心向下。目视前方（图 4-11A）。

动作二：左脚下落于右脚旁，脚尖着地，两腿微屈。同时，两掌合于腹前，掌心相对。目视前下方（图 4-11B）。

动作三：右腿伸直独立，左腿屈膝提起，小腿自然下垂，脚尖向下。同时，两掌经体侧上举至头顶上方，掌背相对，指尖向上。目视前方（图 4-11C）。

动作四：左脚下落于右脚旁，全脚掌着地，两腿微屈。同时，两掌合于腹前，掌心相对，目视前下方（图 4-11D）。

动作五至动作八：同动作一至动作四，唯左右相反（图 4-11E～H）。

重复动作一至动作八 1 遍后，进行 1 次同虎扑结束时的调息。

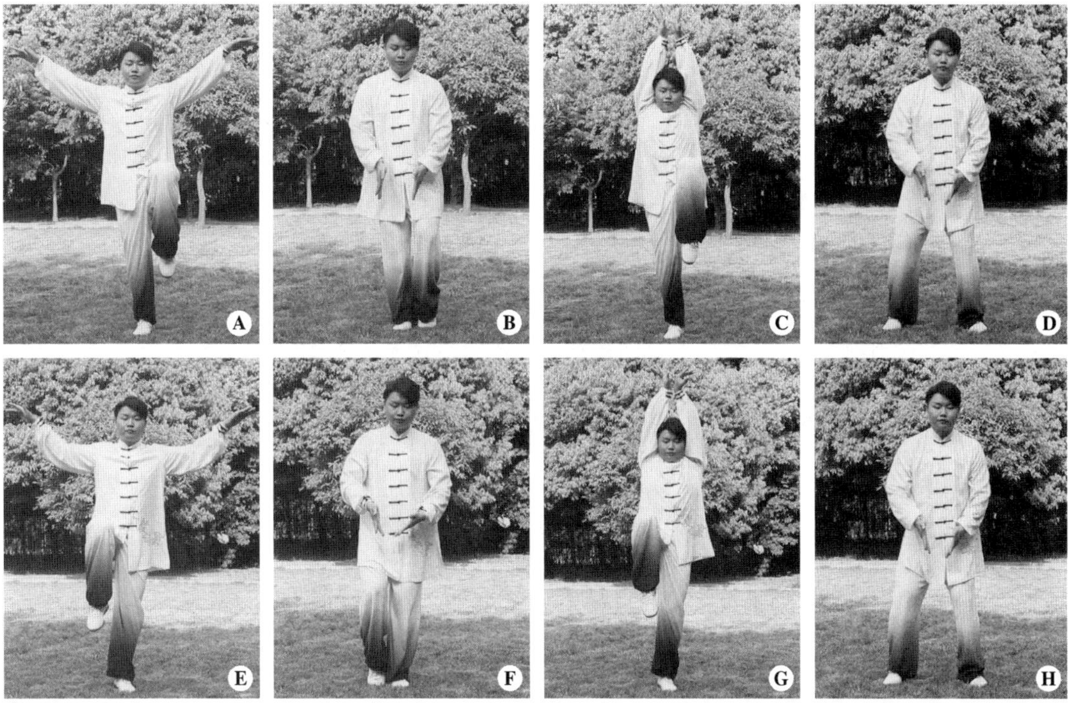

图 4-11 鸟飞

【动作要点】

（1）两臂侧举，动作舒展，幅度要大，尽量展开胸部两侧；两臂下落内合，尽量挤压胸部两侧。

（2）手脚变化配合协调，同起同落。

（3）动作可配合呼吸，两掌上提时吸气，下落时呼气。

【注意事项】

（1）两臂上举时，力从肩发，先沉肩，再松肘，最后提腕，手臂慢慢举起；下落时，先松肩，再沉肘，最后按掌合于腹前。

（2）两臂上举时吸气，头部百会穴上领，提胸收腹；下落时呼气，松腰松腹，气沉丹田。

【功理作用】

（1）两臂的上下运动可改变胸腔容积，配合呼吸运动可按摩心肺，增强心肺功能。

（2）拇指、示指的上翘紧绷，意在刺激手太阴肺经，加强肺经气的流通，增强心肺功能。

（3）提膝独立，可提高平衡能力。

收势

动作一：接上式，两手掌心向上侧平上托至头上方（图 4-12A）；掌心向下从体前下按至腹前，目视前方；上托时吸气，下按时吐气，调息 3 次。

动作二：两手侧打开 45°腹前划弧，两掌虎口交叉，合拢于腹前（图 4-12B），男性左手在内，女性右手在内，眼睛微闭。

动作三：两手掌心相对搓热，在面部自下而上划圆，浴面 4～5 次。

动作四：两手向后沿头顶、耳后、胸前下落，自然垂于体侧，目视前方，左脚向右脚并拢，重心右移，自然站立（图 4-12C）。

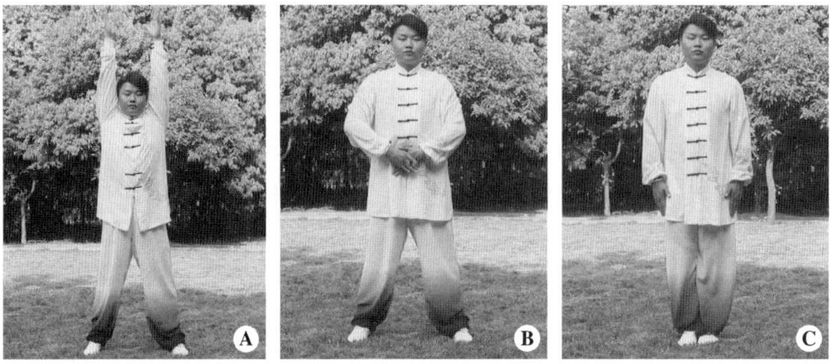

图 4-12　收势

【动作要点】

（1）两掌由上向下按时，身体各部位要随之放松，直达脚底涌泉穴。

（2）两掌腹前划平弧动作，衔接要自然、圆活，有向前收拢物体之势，意将气息合抱引入丹田。

【注意事项】

（1）重心相对固定，两掌上举时，注意肩部下沉放松。

（2）两掌在体侧向上做立圆和在腹前向前划平弧时，意念要放在掌心。

【功理作用】

（1）引气归元就是使气息逐渐平和，意将练功时所得体内外之气，导引归入丹田，有和气血、通经脉、理脏腑的功效。

（2）通过搓手、浴面，恢复常态，收功。

（任　倩　刘军龙）

模块五　五　行　掌

素质目标：

1. 领会五行掌的锻炼价值和作用。
2. 结合理论知识和五行掌的功理作用，理解辨证施功。
3. 提高学生自学、自练、自测、自评的独立体育参与能力。
4. 寓德育于体育，增强学生的体育道德品质。

知识目标：

1. 掌握五行掌的动作要领，牢记每个动作的注意事项。
2. 掌握五行掌的功理作用。

技能目标：

1. 能够独立完成五行掌的全套技术动作。
2. 掌握动作、呼吸、意识的协调配合。
3. 提高学生的柔韧、协调等身体素质。

五行掌的特点是三调并用、动静兼练、刚柔相济、虚实变换、松紧相辅、运动全面。五行掌包括起势和推法、拓法、云法、捏法、摸法，可根据四季养生选练相应功法，也可按顺序全套练习。

五行掌属动功，初学时，可分为三个阶段。第一阶段以调身为主，自然呼吸，不用意念，练好架势，上体要中正安舒，不可前俯后仰，抬臂时要肩、肘、腕端平，翘掌、立掌、勾手要保持一定的紧张度，以获得麻胀得气感，出脚保持四正八隅的方向，弓步有重心的虚实变换，马步要重心中正。第二阶段加入调息的内容，动作熟练后，重点放在呼吸与动作的同步配合上，呼吸应细静匀长。第三阶段加入调心的内容，重点是意守经络，开始可把意念放在一侧，当产生麻胀得气感后，同时意守两侧，注意不要刻意追求气感，做到似有似无，以免出偏。练功运动量可按具体情况灵活掌握，每法可按 3、5、7、9 的次数递增，最多不过 9 次。总之，要符合循序渐进的原则，以自然舒适为标准，不要练至疲劳再收功。

一、动作名称

起势

第一式　推法

第二式　拓法

第三式　云法

第四式　捏法

第五式　摸法

收功

二、动作图解

（一）起势

1. 调身

面向东方，自然松静站立，手臂下垂，脚跟并拢（图 5-1A）。

动作一：双掌外旋至掌心向前，带动双臂略外展；掌带臂走，从两侧上举平肩，掌心向上（图 5-1B）。

动作二：双臂继续上举至竖直，掌心向内（图 5-1C）。

动作三：双掌内翻下行，带动双臂屈肘下行，掌心向下（图 5-1D）。

动作四：双手下行至体侧，两臂伸直，双掌按向外下方。

动作五：双掌内旋，带动双臂归位（图 5-1E）。

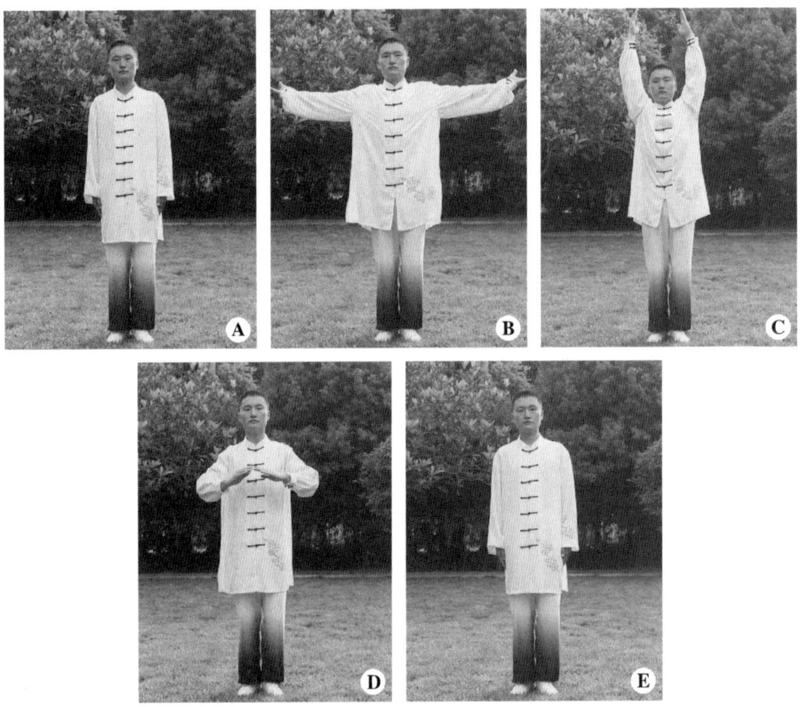

图 5-1　起势

重复动作一至动作五 1 遍。

2. 调息

每一个完整动作与一次呼吸相配合。

调身动作一、动作二吸气，调身动作三、动作四呼气，调身动作五屏气。

3. 调心

（1）双臂上举和吸气时，意想和感觉整个身体变轻，好像要飞起来。

（2）双臂下行和呼气时，意想和感觉整个身体变重，好像回落到地上。

【动作要点】　起势是由静到动的过渡，非常必要，要像做正功一样认真对待。动作须连续不间断地完成，以形成整体动作。意想出真实的感觉，但足跟不可离地。

（二）第一式——推法

1. 调身

推法属木，行气肝经，春天宜练，面向东方。

动作一： 双掌向上平提，同时左脚跟上提、脚尖点地。沉肩含胸（图 5-2A）。

动作二： 转肩翻掌，将平掌转为立掌，同时左脚向左前方 45°方向前移大半步。立掌坐腕，双肘微屈，上臂与肩平（图 5-2B、C）。

动作三： 双手立掌向左前方推出，呈弓步（图 5-2D），眼看双手。

动作四： 双掌内翻，双臂自然下垂，撤腰坐臀，勾左脚尖（图 5-2E、F）。

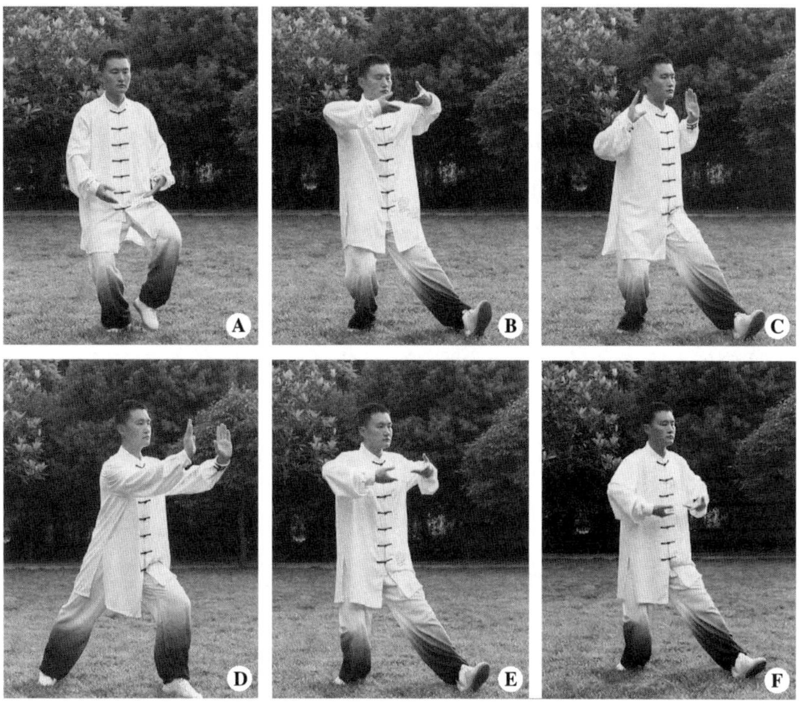

图 5-2 推法

左侧动作连续做 2 遍后，转向右侧重复 2 遍。

2. 调息

调身动作一、动作二吸气，调身动作三呼气，调身动作四屏气。

3. 调心

（1）调身动作一暗示清气从足拇趾沿肝经上至两胁肋。

（2）调身动作三感受双手如推开重门，同时暗示浊气沿肝经出于足拇趾。

【动作要点】 注意转肩翻掌，不要旋腕翻掌；左脚掌擦地前移，不要离地迈步。做推法时，动作宜缓慢，配合柔和的自然呼吸，目光注视双手，屈腕立掌稍用力，使指尖有酥麻得气感。吸气时足拇趾微微上翘，意守大敦穴，这样容易得气。

【功理作用】 本式可疏肝理气、平肝潜阳。对胸胁胀满、急躁易怒、腹痛泄泻、郁郁寡欢等症状有一定的作用，也可改善头痛耳鸣、眩晕恶心、目赤口苦等肝阳偏亢的症状。

（三）第二式——拓法

1. 调身

拓法属火，行气心经，默念“呵（he）”字，夏天宜练，面向南方。

动作一至动作三： 同推法动作一至动作三。

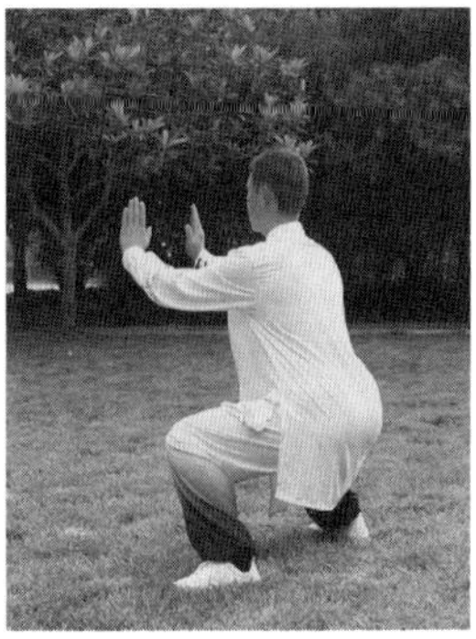

图 5-3 拓法

动作四： 双手立掌自左向右平移，双腿由弓步变马步，身体随之右转（图 5-3）。

动作五： 双掌内翻下行，双臂自然下垂；双腿同时弯曲下蹲，上身竖直。

左侧动作连续做 2 遍后，转向右侧重复 2 遍。

2. 调息

动作一吸气，动作二至动作四呼气，动作五屏气。

3. 调心

自动作三转为动作四时，意想用双掌拓碑帖，平整而有力地从一侧移向另一侧。

【动作要点】

（1）下蹲的程度可因人而异，原则上以大腿平膝为好。

（2）此式呼气时间长于吸气时间，须注意保持呼气过程的平缓流畅。

【功理作用】 此式动作有清心泻火、养血安神的作用，可用于心烦口渴、口舌生疮、口苦咽干、尿黄淋痛等心火亢盛证，也可改善心悸、怔忡、失眠、多梦、喜笑悲泣无常等心血不足的症状。

（四）第三式——云法

1. 调身

云法属土，行气脾经，长夏宜练，面向南方。

动作一： 左掌及前臂上提齐肩，左膝同步上提平，与上身呈 90°；左脚尖下指地面，左脚踝靠右腿膝（图 5-4A）。

动作二： 左掌及前臂继续上提，至掌心齐目时外翻向外，带动前臂以左肘为圆心外展划圆至与肩平，左膝、足姿势不变（图 5-4B）。

动作三： 左掌及前臂继续划圆向下，自然到底；左膝、足同步向下归位（图 5-4C）。

做完 1 遍左侧动作后，做 1 遍右侧动作，左右交替进行，各做 2 遍。

2. 调息

动作一时吸气，动作二、三时呼气。

3. 调心

用眼角余光觉察手掌的运动轨迹，同时意想左右躯体的气机运行如行云流水般此起彼伏，如环无端。

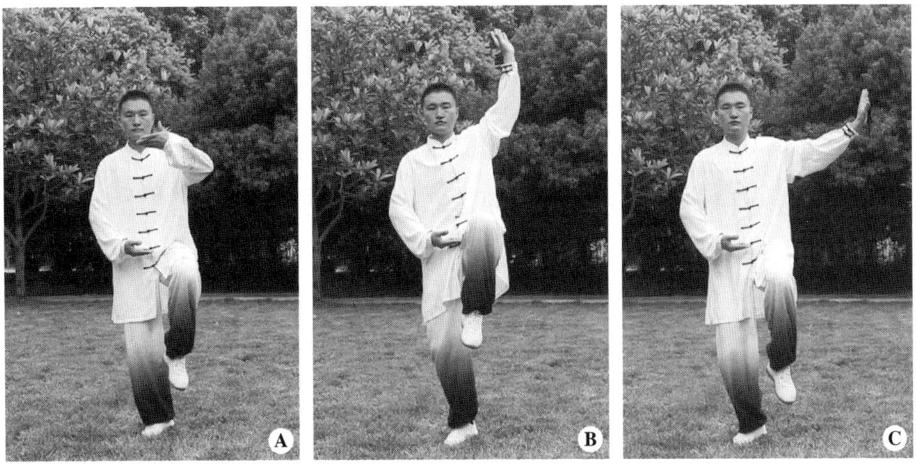

图 5-4 云法

【动作要点】 学练云法，划圆以肘为圆心，不是以肩。划圆时眼睛的余光跟随手掌移动，头不动。手、眼、头、腿、呼吸、意念要配合好。初练较难，可分解动作逐一练习。如先取站式或坐式，练手、眼、头与呼吸的配合，目光随手转，头随之也转动，吸短呼长，吸快呼慢，熟练后再配合迈步。注意重心变换，掌握平衡，吸气时尽量抬腿。动作要轻灵如猿猴。

【功理作用】 此式可健脾和胃、消食导滞。可用于食少、脘腹胀满等脾胃功能虚实不调的症状。

（五）第四式——捏法

1. 调身

捏法属金，行气肺经，秋天宜练，面向西方。

动作一： 双手五指捏合，左手向上捏合，左臂、左腿向左前方 45°伸出，呈左弓步；同时右手向下捏合，平肩屈臂，邻近右腋窝（图 5-5A）。

动作二： 撤腰坐臀，向前伸右手，向后撤左手。

动作三： 左右手相遇时相互调转方向，变为左手向下捏合，右手向上捏合（图 5-5B、C）。

动作四： 向前伸左手，向后撤右手，左右手相遇时再次相互调转方向。

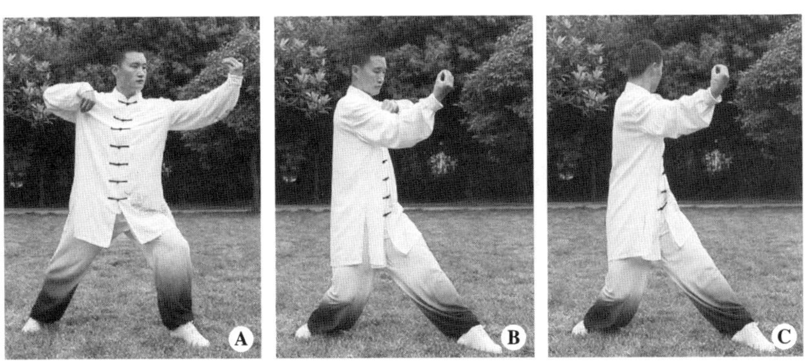

图 5-5 捏法

左侧动作连续做 2 遍后，转向右侧重复 2 遍。

2. 调息

调身动作一、二时吸气，调身动作三时呼气。

3. 调心

撤腰坐臀、撤左手时，意想拉弓射箭的姿态和力量。

【动作要点】 做捏法时，躯干前后平移、左右转动，应缓慢轻柔，两臂尽量前后伸展以扩胸，呼吸时靠指捏拢的力量使鱼际、太渊穴产生气感。初练手脚配合不好，可单练手或腿的分解动作。整个动作中目光始终跟随前手，头亦随之转动。

【功理作用】 本式可宣畅肺气、降气除痰。可改善咳嗽、咽痒、咽痛、口干、痰多、寒热、无汗、胸闷胀痛、呼吸气促等肺功能虚实不调的症状。

（六）第五式——摸法

1. 调身

摸法属水，行气肾经，冬天宜练，面向北方。

动作一：左足向左前方 45°方向擦出，呈左弓步，双手水平下按于前下方，双掌靠拢但不接触，掌心向下，指尖伸向正前方（图 5-6A）。

动作二：撤腰坐臀，转体向右，双掌向右后方划圆，完成 1/4（图 5-6B）。

动作三：转腰撤手坐臀，继续划圆，双掌运行完成划圆的 1/2。

动作四：双掌向左前方划圆完成 3/4（图 5-6C）。

动作五：身体右转，双掌继续划圆至完成（图 5-6D）。

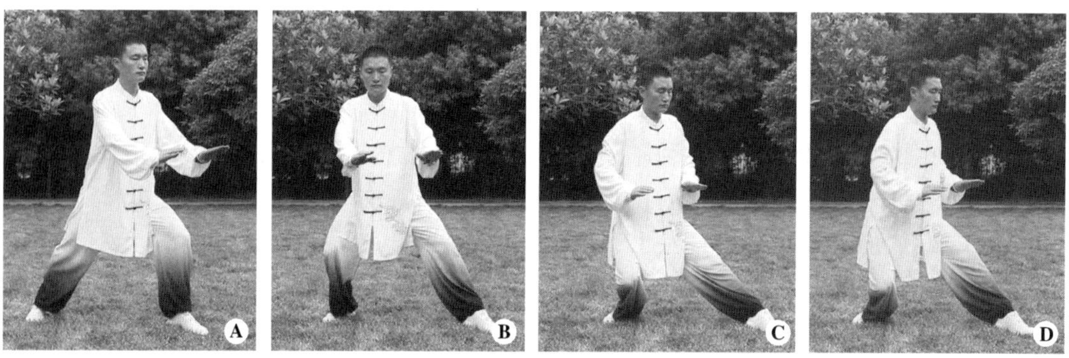

图 5-6 摸法

左侧动作连续做 2 遍后，转向右侧重复 2 遍。

2. 调息

调身动作一、二吸气，即划前半个圆时为吸气；调身动作三、四呼气，即划后半个圆时为呼气。

3. 调心

双掌划圆时意想双手正在按住一个浮在水面的球，既不要让球浮出水面，又不要让球沉入水面，在用力与不用力之间，保持双掌的水平划圆动作。

【动作要点】 练摸法时，双掌与地面平行划圈，如磨豆腐一般，躯干要正直，腰部随双掌转圈，划圆时尽量保持水平，不要有上下起伏。应加强对肾俞穴、命门穴等穴的意守。

吸气时足尖用力上翘，呼气时指尖用力上翘，以加强气感。

【功理作用】 本式可温阳祛寒、益阴泻热，可用于腰膝酸软、畏寒肢冷、眼睑浮肿等肾阳不足症状；也可用于潮热、盗汗、心悸等肾阴亏乏的症状。

（七）收功

1. 调身

收功属相火，与三焦相应，行气于任督二脉，四季可练，面向东方。

动作一：同起势动作一至动作五，重复 4 遍。

动作二：双臂上举，至最高处时两手相合，掌心相对，顺势下落于胸前合十。

动作三：保持双手合十的姿势，闭目静立片刻。

动作四：双手缓缓放下，回归为自然站立。

2. 调息

动作一呼吸同起势。

动作二双臂上举时吸气，双手合掌时转呼气，双手下落至胸前呼气止。

动作三双手合十静立时做两次呼吸，第 2 次呼气时双手缓缓放下。

3. 调心

动作一同起势。

动作三双手合十静立时进入无念的安静状态。

【动作要点】 双手胸前合十时，要沉肩坠肘，两臂齐平。收功动作和起势、五节正功同样重要，不要忽视。

【功理作用】 收功具有通利三焦、协调五脏、调畅气机、平衡阴阳的作用，虚实均可用。

（段元涛　罗振国）

模块六　三十二式太极剑

素质目标：

1. 理解三十二式太极剑的技术特点和技击原理。
2. 领会三十二式太极剑的锻炼价值和作用。
3. 结合理论知识和三十二式太极剑的功理作用，理解辨证施功。
4. 提高学生自学、自练、自测、自评的独立体育参与能力。
5. 寓德育于体育，增强学生的体育道德品质。

知识目标：

1. 掌握三十二式太极剑的动作要领，牢记每个动作的注意事项。
2. 掌握三十二式太极剑的功理作用。

技能目标：

1. 能够独立完成三十二式太极剑的全套技术动作。
2. 掌握动作、呼吸、意识的协调配合。
3. 提高学生的柔韧、协调等身体素质。

一、动作名称

预备势

起势

第一段

并步点剑　独立反刺　仆步横扫　向右平带

向左平带　独立抡劈　退步回抽　独立上刺

第二段

虚步下截　左弓步刺　转身斜带　缩身斜带

提膝捧剑　跳步平刺　左虚步撩　右弓步撩

第三段

转身回抽　并步平刺　左弓步拦　右弓步拦

左弓步拦　进步反刺　反身回劈　虚步点刺

第四段

独立平托　弓步挂劈　虚步抡劈　撤步反击

进步平刺　丁步回抽　旋转平抹　弓步直刺

收势

二、动作图解

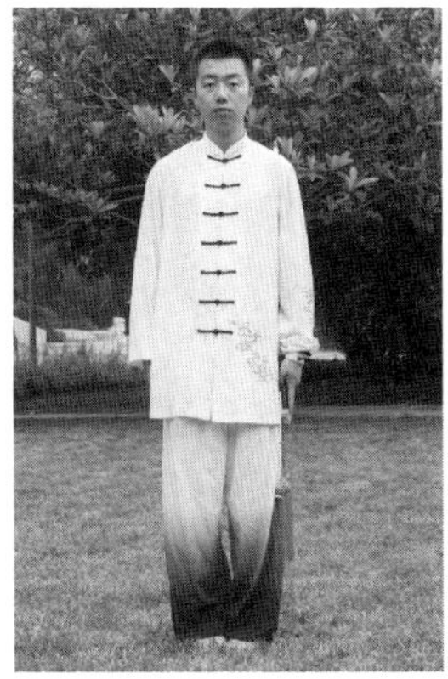

图 6-1 预备势

（一）预备势

面向南方，两脚并立，身体正直，两臂自然垂于体侧，左手持剑，剑身竖直，剑尖向上，与身体平行。右手握成剑指，掌心向内，目视前方（图 6-1）。

【动作要点】

（1）头颈正直，下颌微内收，精神集中，虚领顶劲。

（2）上体自然，含胸拔背，不要故意挺胸，收腹。两肩松沉，两肘微屈，剑身贴左前臂后侧，不要使剑刃触及身体。

（3）握剑手用力不能过紧，以手能握住剑、使剑与手相合为度。

（4）意想从头顶百会穴到两脚底依次行气下沉，平心静气，深呼吸，思想集中。

（二）起势

动作一：左脚开立，左脚向左分开半步，两脚平行，与肩同宽，右剑指内旋，掌心转向身后（图 6-2A）。

动作二：两臂前举。两臂慢慢向前平举高与肩平，掌心向下，眼平视前方（图 6-2B）。

动作三：转体摆臂。上体略向右转，重心移于右腿，屈膝下蹲，随之左腿提起向右腿内侧靠拢（左脚尖不点地）。同时右剑指边翻转边由体前下落，经腹前向右上举，掌心向上；左手持剑经面前屈肘落于右肩前，掌心向下，剑平置于胸前，眼看右剑指（图 6-2C）。

动作四：弓步前指。身体左转，左脚向左侧（正东）迈出，成左弓步；同时左手持剑经体前向左下方搂至左胯旁，剑竖直立于左前臂后，剑尖向上；右臂屈肘，剑指经耳旁随转体向前指出，指尖自然斜向上，高与眼平，眼看剑指（图 6-2D）。

动作五：坐盘展臂。身体右转，左臂屈肘上提，左手持剑，掌心向下，经胸前从右手上穿出；右剑指翻转，掌心向上，并慢慢下落经腰间摆至身体右侧，掌心向上，两臂左右平展；同时右腿提起向前盖步横落，脚尖外撇，两腿交叉，两膝关节前后相抵，左脚跟提起，重心稍下降成交叉半坐姿势；眼看右剑指（图 6-2E）。

动作六：弓步接剑。左手持剑稍内旋，掌心斜向下，剑尖略下垂，左脚上步成左弓步，脚尖向前，同时身体左转，右手剑指经头右上方向前落于剑把上，准备接剑，眼平视前方（图 6-2F）。

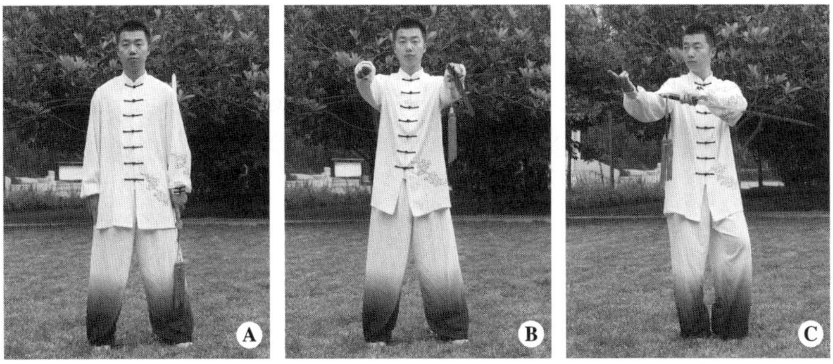

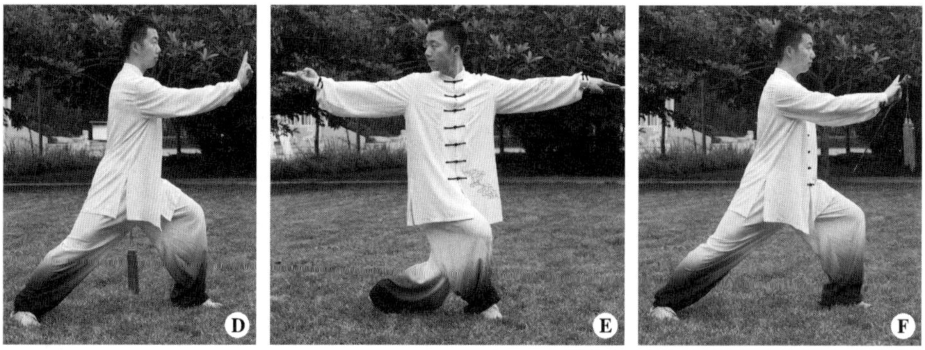

图6-2 起势

【动作要点】

（1）两臂慢慢前举时，肩要自然松沉，不要耸肩，两手距离与肩同宽。剑身贴住左前臂下侧，剑首指向正前方，剑尖不可下垂。

（2）意想气沉至右脚底，松左胯，右膝微屈，提左脚开步。提脚时吸气，落脚时呼气。意想头上领，肩下沉；随两臂缓缓抬起，缓慢均匀地深吸气；两臂抬至与肩平时吸气止，气贴于脊背。

（3）重心稳定在右腿后再收屈左腿。左手持剑划弧时，肩部仍要放松，身体正直。随转腰摆臂，均匀呼气，摆臂完呼气止；气沉于丹田，并用意由丹田经会阴向右足心导引。

（4）上步成左弓步的过程，要求重心在右腿稳定之后再迈出左脚，脚跟先着地，随即左腿屈膝前弓，重心逐渐前移，左脚慢慢踏实，脚尖向前，膝盖不要超过脚尖；右腿自然蹬直，脚跟后蹬调整成弓步。左脚迈出落在左侧，两脚横向距离约30厘米；弓步时应避免重心过早前移，造成抢步现象。转体、上步、弓腿和两臂动作要柔和协调，同时完成；意想左侧腰肾气下沉，松左侧腰胯，圆裆开步，吸气，气向左脚底下沉，裆走下弧，松腰转体，后脚蹬地，劲贯剑指，呼气，成定势。此势完成一吸一呼一次转换。意识引导，下肢虚实分明，沉肩垂肘，含胸拔背，松腰松胯，气沉丹田。意气注入剑指。

（5）两手在体前交错时，左手持剑向体前穿出，不要屈肘横剑向前推出；盖步右脚向前横落时，动作要轻灵，重心移动要平稳；右手边撤边落，经腹前划弧，不可直着向后抽，并注意与身体右转动作协调一致。左手持剑穿出后，左前臂要稍内旋，使剑贴于臂后；由盖步过渡到半坐盘步时，随着持剑前穿，身体右转和右手后撤，右腿再弓屈，重心先偏于左腿，随重心逐渐前移再偏于右腿，成半坐盘步；意想气沉于左脚上，收左胯，提右脚盖步，头上领，尾闾中正，沉肩，两臂展开，劲注于剑首前穿，动作过程中可以做一次呼吸调整，最后呼气。

（6）动作时应先提腿上步，右臂上举，然后屈膝弓腿，右臂向前下落，两肩放松，两肘微屈，上体保持自然；意想左胯根缩住上步，随上步裆走下弧，气向左脚沉去，右脚蹬劲，上传于右手接剑。

第　一　段

（三）第一式——并步点剑

左手示指向中指一侧靠拢，右手松开剑指，虎口对着护手握住剑把，将剑接换过来，然后腕关节绕环，使剑在身体左侧划一立圆，向前点出，力达剑尖，臂先沉肘屈收，再提腕向前伸直，腕与胸高。左手握成剑指，附于右腕部，同时右脚向左脚靠拢成并步，身体半蹲，眼看剑尖（图 6-3）。

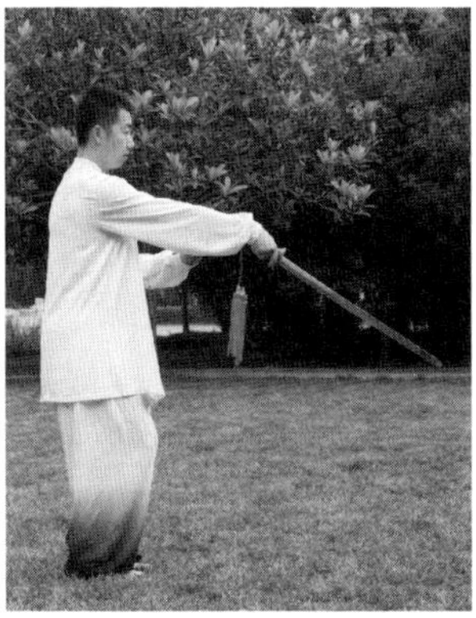

图 6-3　并步点剑

【动作要点】

（1）剑身立圆向前环绕时，两臂不可上举。

（2）点剑是使剑尖由上向下点啄，腕部屈提，力注剑尖。点剑时，要以拇指、环指和小指着力，其余两指松握，持剑要松活，点剑时剑身斜向下，右臂自然平直。

（3）并步时，两脚靠拢，但不宜并紧，两脚掌全部着地，身体略下蹲，重心主要落在左脚上，不要两脚平均负担，也不要做成右脚前掌落地的丁步。身体保持正直。

（4）意想缩胯收脚，此势完成 1 次呼气。意识引导，虚领顶劲，含胸拔背，气沉丹田，劲贯剑尖，点剑呼气。

（四）第二式——独立反刺

动作一：撤步抽剑。右脚向右后方撤步，同时重心后移，右手持剑撤至右腹侧，剑斜置体前，剑尖略高，左手剑指附于右手腕部随剑后撤，眼看剑尖（图 6-4A）。

动作二：收脚挑剑。身体向右后转，随之左脚收至右脚内侧，脚尖点地；同时右手持剑，继续反手抽撩至右后方，然后右臂外旋，右腕下沉，剑尖上挑，剑身斜立于身体右侧，左手剑指随剑撤于右上臂内侧，眼看剑尖（图 6-4B）。

动作三：提膝反刺。上体左转，左膝提起成独立步，同时右手持剑由后渐渐上举，使剑经头右侧上方向前，反手立剑刺出，右手拇指向下，掌心向外，力注剑尖；左手剑指经颌下随转体向前指出，高与眼平，眼看剑指（图 6-4C）。

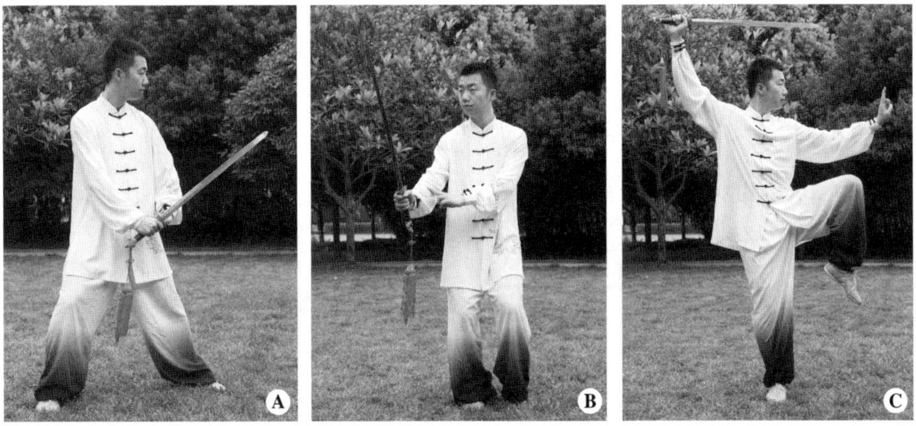

图 6-4　独立反刺

【动作要点】

（1）右脚落地，脚前掌先着地，随即右腿屈膝，右脚慢慢踏实，重心后移。右脚后撤的落点要偏右后方，落地时脚尖外撇约 60°。右手持剑抽撤时，落臂沉腕，使剑尖自然抬起；意想气下沉，背后倚撤步，保持上体中正，劲贯于剑刃，吸气。

（2）右脚仍在原地踏实，不可任意扭转挪动；右腕翻转下沉，剑尖上挑要连贯自然，上体正直，避免左倾或右肩右肘部向上扬起；剑上挑时，要屈腕活握剑把，即主要以拇指和示指握剑把，其余三指松握；意想腰气下沉，松腰转体带动剑身后撩，缩胯、沉肩、屈腕，使剑尖上挑，劲注剑尖，继续吸气。

（3）右腿自然直立，左膝尽量上提，左脚尖下垂，脚面展开，小腿和脚掌微向内扣、护裆。上体保持正直，顶头竖颈，下颌内收；左膝要正向前方，左肘与左膝上下相对，不要偏向右侧。上一动右脚尖外撇程度合适，有助于提膝独立的稳定；刺剑，即剑由后向前通过伸臂直着刺出，力贯剑尖，反刺时，要反手立剑经头部前上方，由后向前直出为刺，剑尖略低；意想右胯根缩住，气下沉右脚底，头上领但气下沉，上下拉，尾闾对脚跟，立身稳定，劲贯剑尖，呼气。此势完成一吸一呼一次转换。意识引导，松腰松胯，气沉丹田。意气注入剑身，上架于头上。

（五）第三式——仆步横扫

动作一：撤步劈剑。上体向右后转，剑随转体向右后方劈下，右臂与剑平直，左剑指落于右肘内侧；在转体的同时，右腿屈弓，左腿向左后方（东北）撤步，膝部伸直，眼看剑尖（图 6-5A）。

动作二：仆步横扫。身体左转，左剑指经体前顺左肋间后反插，并向左上方划弧举起，掌心斜向上，右手持剑，掌心向上，使剑自右后方向下、向左前方划弧平扫（扫向正东），右膝弯曲下蹲，成半仆步（图 6-5B）；随着重心逐渐左移，左脚尖外撇，左腿屈弓，右脚尖内扣，右腿自然伸直，成左弓步，剑高与胸平，眼看剑尖（图 6-5C）。

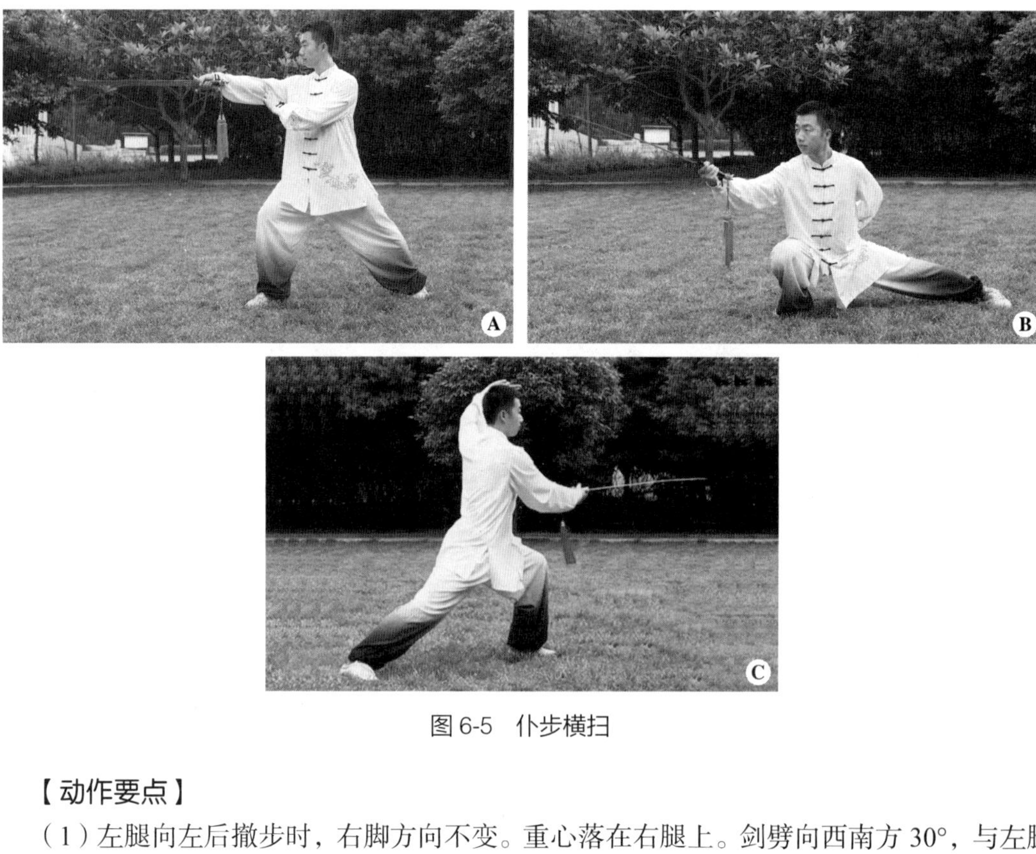

图 6-5　仆步横扫

【动作要点】

（1）左腿向左后撤步时，右脚方向不变。重心落在右腿上。剑劈向西南方 30°，与左腿撤步方向相反。意想右胯气下沉，松右膝、右胯，身体下降，松肩带动剑由上而下劈出，劲贯剑下刃，吸气。

（2）随转体重心左移，左脚尖尽力外撇，超过中线，即向东偏北约 30°，随即右脚尖内扣，成左弓步，转换过程中步型为半蹲仆步，身体应保持正直。

（3）扫剑是平剑向左或向右扫，力在剑刃，本式持剑要平稳，向下向左前方平扫时有一个由高到低（与膝或踝同高）再到高的弧线，不要做成在同一高度的拦腰平扫。定势时，右手停在左肋前，剑尖在体前中线处，高与胸平。

（4）左手剑指采用反插方式。即在向左转体的带动下，左手剑指要顺左肋向后下方伸出，同时左前臂内旋，掌心转向后，继而剑指再向左上方划弧举起。

（5）定势时，左臂要撑得圆满，不要过于收屈或过于伸直。

（6）意想开裆沉气，裆走下弧，劲注剑刃卷动而行，呼气，此势完成一吸一呼一次转换。意识引导，虚领顶劲，沉肩垂肘，含胸拔背，气沉丹田，意气注入剑身，向左上平扫。

（六）第四式——向右平带

动作一：收脚收剑。右脚提起收至左脚内侧（脚尖不点地）；同时右手持剑稍向内收引，左剑指落于右腕部，眼看剑尖（图 6-6A）。

动作二：上步送剑。右脚向右前方迈出一步，脚跟着地；同时右手持剑略向前引伸，左剑指仍附于右腕部，眼看剑尖。

动作三：弓步右带。重心前移，右脚踏实，成右弓步，右手持剑，掌心翻转向下，向右后方斜带（剑尖略高），剑指仍附于右腕部，眼看剑尖（图 6-6B）。

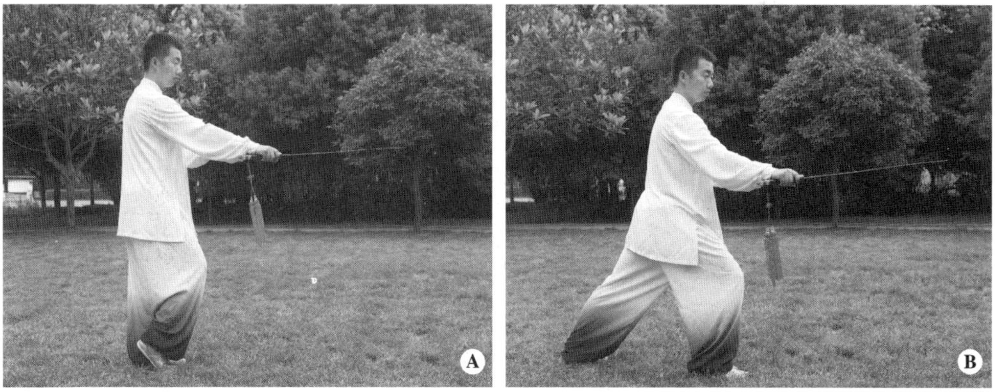

图 6-6 向右平带

【动作要点】

（1）右手持剑屈臂后收时，剑尖略高，控制在体前中线附近，不要使剑尖左摆。意想缩左胯，气下沉，松右胯，大腿带动小腿而收脚。吸气。

（2）上步的方向与中线约呈 30°。意想全身气下沉，气由丹田向四肢扩散，劲贯于剑尖。呼气。

（3）带剑是平剑由前向斜后方柔缓平稳的弧形回带，力在剑刃。本势平带时，剑应边翻转边斜带；剑把左右摆动的幅度要大些，而剑尖应始终控制在体前中线附近；剑的回带和弓步要一致，同时上体微向右转，这样的带剑动作才能协调完整。

（4）带剑和弓步要上下相随，不要脱节。带剑要由前往后带，不要做成推、扫动作。

（5）意想劲不断，剑尖前送后，松腰沉气，转体剑似与腰固定同动。同样继续呼气，此势完成一吸一呼一次转换。意识引导，虚领顶劲，沉肩垂肘，含胸拔背，气沉丹田，意气注入剑身向右平带。

（七）第五式——向左平带

动作一：收脚收剑。右手持剑屈臂后收；同时左脚提起收至右脚内侧（脚尖不点地），眼看剑尖（图 6-7A）。

动作二：上步送剑。左脚向左前方上步，脚跟着地；右手持剑向前伸展，左剑指翻转收至腰间；眼看剑尖。

动作三：弓步左带。右手翻掌将剑向左后方弧线平剑回带，右手带至左肘前方，力在剑刃；左手剑指继续向左上方划弧举至额头左上方，掌心斜向上，左腿前弓，重心前移，成左弓步，眼看剑尖（图 6-7B）。

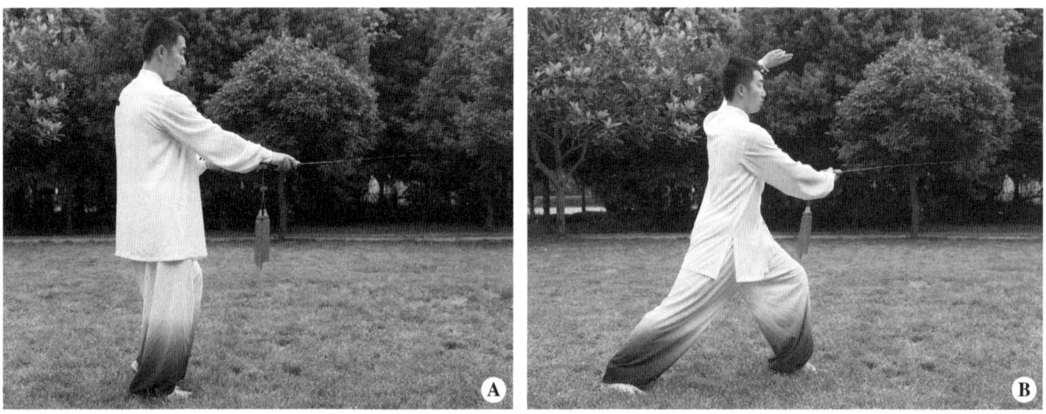

图 6-7　向左平带

【动作要点】

除左手剑指划弧上举外，其余同第四式“向右平带”，只是左右方向相反。

（八）第六式——独立抡劈

动作一：转体抡剑。右脚收至左脚内侧，脚尖点地；身体左转，右手持剑由前向下、向后划弧，立剑斜置于身体左下方；左剑指下落，两手交叉于腹前，眼看左后方（图 6-8A）。

动作二：上步举剑。右脚向前上步，脚跟落地，右手持剑内旋上举于头上方，左手剑指翻转，掌心向上，收于腰间。

动作三：独立劈剑。重心前移，右脚踏实，左腿屈膝上提，成右独立步；同时上体右转，稍向前倾；右手持剑随身体右转，向前下方立剑劈下，力在剑刃，右臂与剑呈一条斜线，左手剑指向后、向上划弧至左上方，掌心斜向上，眼看下方（图 6-8B）。

【动作要点】

（1）右手持剑后抡时，掌心斜向外，左手剑指斜向下。

（2）向左转体时上体要保持端正，不要前俯。左转幅度以面部朝向西北方为宜。

（3）意想沉肩松转带动剑下抡，收右胯提右脚，周身气沉，吸气。

（4）抡剑与举剑应连贯、划一、立圆，并与转腰、旋臂相配合。接上动不停，意想松左腰肾而身体左转，带动剑上抡；继续吸气。

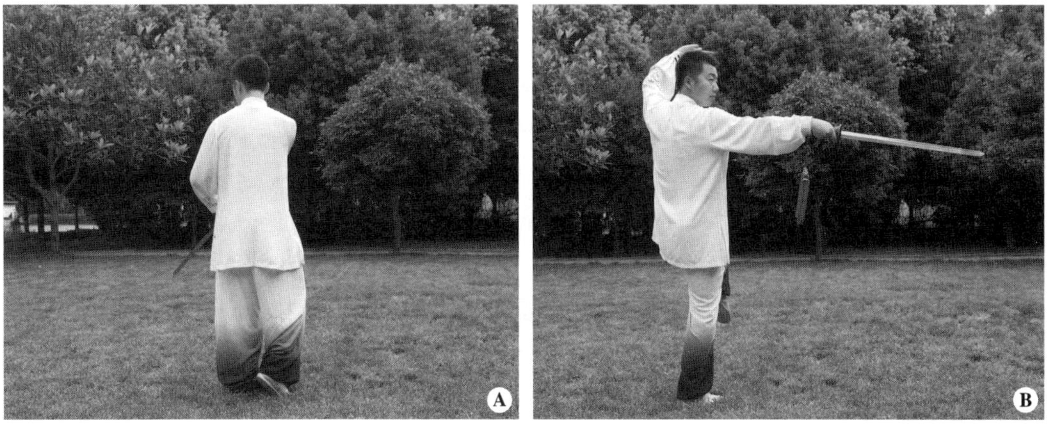

图 6-8　独立抡劈

（5）右脚上步成独立步时，脚尖微向内扣（脚尖向东偏北），以便保持姿势稳定。

（6）右手持剑由前向下、向后再向上沿身体左侧抡，划一立圆，顺势向前下方劈出，剑尖略高于膝，上体配合剑的下劈微微前倾。左手向后上方圆满地撑开。

（7）左剑指的动作要与持剑的右手相互配合，当右手持剑旋臂翻腕上举时，左剑指离开右手腕部向下、向后划弧；当右手持剑由上向前下方劈出时，左手剑指由后下向前上划弧转至头侧上方。左右两手一上一下、一前一后对称地交叉划立圆。整个动作要一气呵成。

（8）意想松右胯沉气转腰，劲贯剑刃，由上而下在腰身带动下劈剑，呼气。此势完成一吸一呼一次转换。独立劈剑时意识引导，虚领顶劲，沉肩垂肘，含胸拔背，气沉丹田，意气注入剑身向下劈剑。

（九）第七式——退步回抽

动作一：退步提剑。左脚向后落下，右手持剑外旋上提。

动作二：虚步抽剑。重心后移，右脚随之撤回半步，前脚掌着地，成右虚步；同时，右手持剑抽回，剑把收于左肋旁，掌心向内，剑尖斜向上；左剑指落于剑把上，眼看剑尖（图 6-9）。

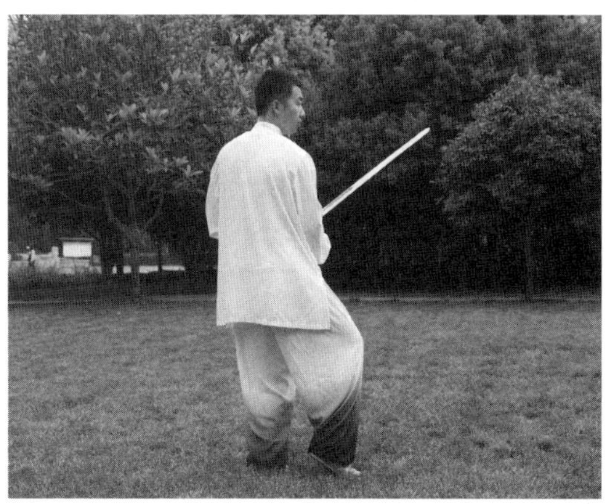

图 6-9　退步回抽

【动作要点】

（1）抽剑是立剑由前向后划弧抽回，力点沿剑刃滑动。做本式上抽剑时，右手掌心先翻转向上将剑略向上提，随后由体前向后走弧形收至左肋旁，避免将剑直接抽回。

（2）左脚后落的步幅不要过小，重心前后移动要充分，两腿虚实要分明。

（3）定势时，虚步抱剑，两臂撑圆，上体左转，剑尖斜向右上方，同时头向右扭转，两肩要松沉，剑把与身体相距约 10 厘米。先松右胯，屈右膝，背往后倚，裆走一个后弧形，

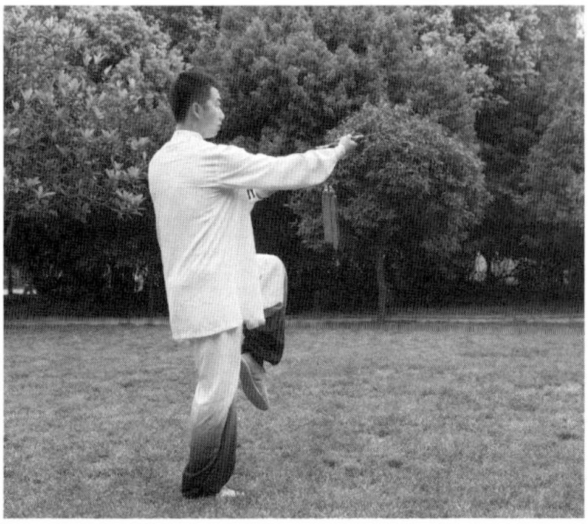

图 6-10 独立上刺

收合蓄劲，吸气。此势完成一吸一呼一次转换。意识引导，虚领顶劲，沉肩垂肘，含胸拔背，气沉丹田，意气注入剑身，回抽至左肋旁。

（十）第八式——独立上刺

动作一： 转体垫步。身体微向右转，面向前方，右脚稍向前垫步；同时，右手转至腹前，掌心向上，剑尖向斜上方，左剑指附于右腕部；眼看剑尖。

动作二： 提膝上刺。重心前移，左腿屈膝提起，成右独立步，同时，右手持剑向前上方刺出（掌心向上），力贯剑尖，高与头平；左手剑指仍附于右腕部，眼看剑尖（图 6-10）。

【动作要点】

（1）身体转正，垫步的步幅要适度，不要超过一脚长。

（2）上刺剑时，手与头同高，两臂微屈。

（3）乘上刺之势，上体可微向前倾，但不可耸肩驼背。左膝提于身体侧前方。右脚尖指向前方（正东）。

（4）意想头顶百会穴与会阴相对，松右胯，身体中正，随后转体上步，再松右胯，左脚蹬劲，头上领，劲贯剑尖上刺。呼气。此势完成一吸一呼一次转换。意识引导，虚领顶劲，沉肩垂肘，含胸拔背，气沉丹田，意气注入剑尖，向前上刺剑。

第 二 段

第二段有八个基本动作，重点动作是第十一式“转身斜带”和第十四式“跳步平刺”。“转身斜带”时方向要清楚，翻腕斜带的时机要正确。“跳步平刺”时，重心移动要平稳。

（十一）第九式——虚步下截

动作一： 转体摆剑。左脚向左后方撤一步，随即重心左移，身体左转；同时右手持剑随转体向左平摆；剑指翻转下落于左腰间；眼看剑尖（图 6-11A）。

动作二： 虚步下截。身体右转，右脚微向内收，脚尖点地，成右虚步；同时，持剑随转体旋臂翻腕（掌心向下）经体前向右、向下截按，剑尖略下垂，高与膝平，左剑指向左、向上绕举于左上方（掌心斜向上）；眼平视右前方（图 6-11B）。

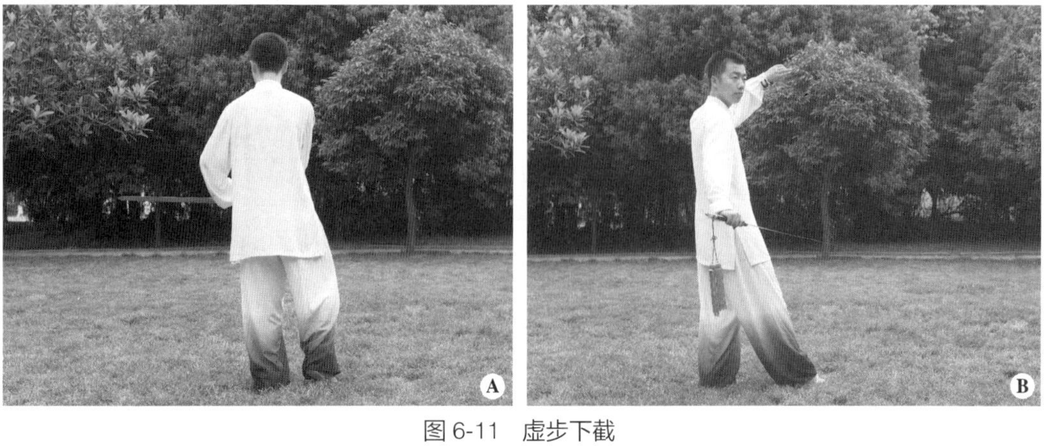

图 6-11 虚步下截

【动作要点】

（1）左脚落向左后方，不要向正后方落步。

（2）向左转体时，右手持剑随转体平摆于体前，掌心斜向上，剑尖指向左侧。

（3）截剑是用剑刃中段或前端截击对方，力在剑刃，多用于横断拦截，侧攻旁击。身、剑、手、脚要协调一致。定势时，右臂略屈，剑身置于身体右侧。

（4）右虚步时，转头目视的方向是向东偏南约 45°。两脚横向距离不超过 10 厘米。

（5）意想腰部两肾抽提，两侧腰肌交替松沉，带动剑下截，呼气。此势完成一吸一呼一次转换。意识引导，虚领顶劲，沉肩垂肘，含胸拔背，气沉丹田，意气注入剑身，向下截剑。

（十二）第十式——左弓步刺

动作一：退步提剑。右手持剑向体前提起，高与胸平，剑尖指向左前方（东偏北约 30°）；左剑指落于右腕部；同时右脚向后退一步，眼看剑尖（图 6-12A）。

动作二：转体撤剑。重心右移，身体右转；同时，右手持剑随转体经面前向后抽，掌心翻转向外；左手剑指仍附于右腕部，随剑一起回撤；眼看剑尖（图 6-12B）。

动作三：收脚收剑。身体左转，左脚收至右脚内侧（脚尖不点地）；同时，右手持剑随转体向下卷收于右腰侧；左剑指亦随之翻转收至腹前，两掌心均向上；眼经右前方转看左前方。

动作四：弓步平刺。左脚向左前方迈出，脚跟着地，随之重心前移成左弓步，同时身体左转，右手持剑从右腰间向左前方刺出，掌心向上，力注剑尖；左剑指向左、向上绕至左上方，掌心斜向上，臂要撑圆；眼看剑尖（图 6-12C）。

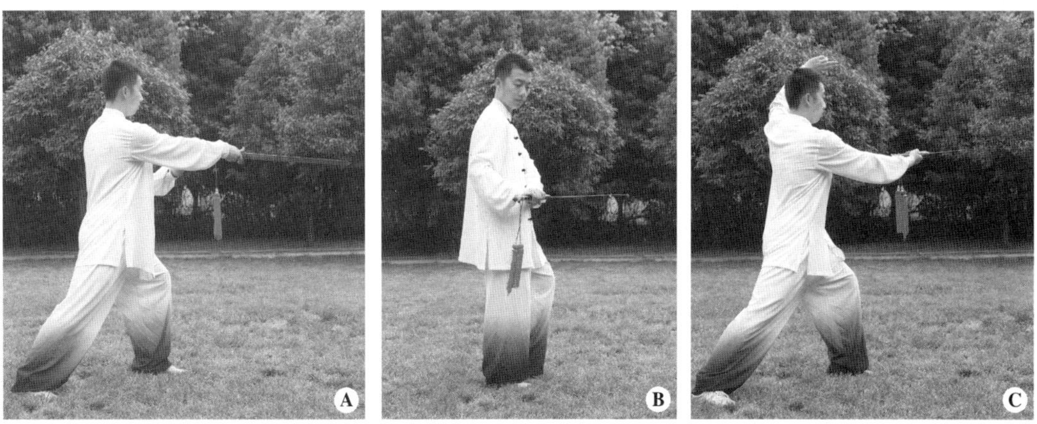

图 6-12　左弓步刺

【动作要点】

（1）右手持剑上提，不要做成刺剑。意想松右胯，提右脚退步与剑上提一致，似一线相连。吸气。

（2）右手持剑回撤时，前臂内旋，掌心转向外，同时应控制剑尖不要外摆。

（3）左脚脚跟向外蹬转，重心落在右腿上，上体保持正直。意想撤剑时松肩，垂肘，节节回抽带动剑回撤。此动仍为吸气。

（4）剑尖始终对前方，前臂外旋有卷意。意想气下沉卷腕收剑，继续吸气。

（5）弓步方向为中线偏左（正东偏北约 30°）；弓步时，不要抢步，两脚横向距离约 30 厘米，上体正直，松腰松胯。

（6）刺剑时，剑与臂呈一直线，剑尖与胸同高。

（7）右手持剑回撤、下卷、前刺动作的全过程要在转腰的带动下完成。动作要圆活、连贯、自然。上步变左弓步时意气同前，刺剑时意想劲起于脚，达于背，传于剑。呼气。意识引导，虚领顶劲，沉肩垂肘，含胸拔背，气沉丹田，意气注入剑尖，向前刺剑。

（十三）第十一式——转身斜带

动作一：扣脚收剑。重心后移，左脚尖内扣，上体右转；同时右手持剑屈臂后收，横置胸前，掌心向上，左剑指落在右腕部；眼看剑尖（图 6-13）。

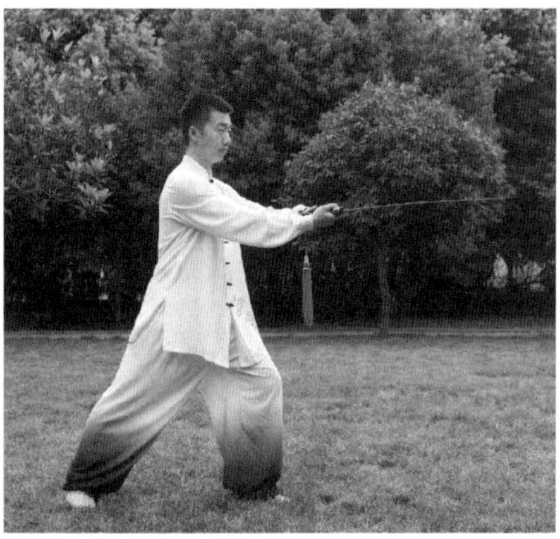

图 6-13 转身斜带

动作二：提脚转体。重心移至左腿上；右脚提起，贴在左小腿内侧；剑向左前方伸送，眼看剑尖。

动作三：弓步右带。身体右转。右脚向右前方迈出，成右弓步；同时右手持剑随转体翻腕，掌心向下、向右平带（剑尖略高），力在小指侧剑刃；左剑指仍附于右腕部，眼看剑尖。

【动作要点】

（1）左脚尖尽量内扣；两肩要松沉，两手收于右胸前。意想右膝，右胯放松，身体后坐，气下沉收剑，吸气。

（2）提收右脚时，不要做成独立步。意想左胯，放松重心左移，此动仍为吸气。

（3）弓步方向为正西偏北约 30°，由第十式“左弓步刺”转至本式的右弓步时，身体转动达 240°。

（4）斜带是指剑势的走向。动作要领同第四式“向右平带”。意想腰似磨盘，转动剑身，身剑相合，呼气。此势完成一吸一呼一次转换。意识引导，虚领顶劲，沉肩垂肘，含胸拔背，气沉丹田，意气注入剑刃外侧。

（十四）第十二式——缩身斜带

动作一：提脚收剑。左脚提起收至右踝内侧；同时右手持剑微收，左剑指仍落于右腕部；眼看前方（图 6-14A）。

动作二：撤步送剑。左脚撤步；右手持剑向前伸送；左剑指屈腕经左肋反插，向身后穿出；眼看剑尖（图 6-14B）。

动作三：丁步左带。重心移至左腿，右脚随之收到左脚内侧，脚尖点地成丁步；同时右手翻掌，掌心向上，并将剑向左平带（剑尖略高），力在剑刃；左剑指向上、向前绕行划弧落于右腕部；眼看剑尖（图 6-14C）。

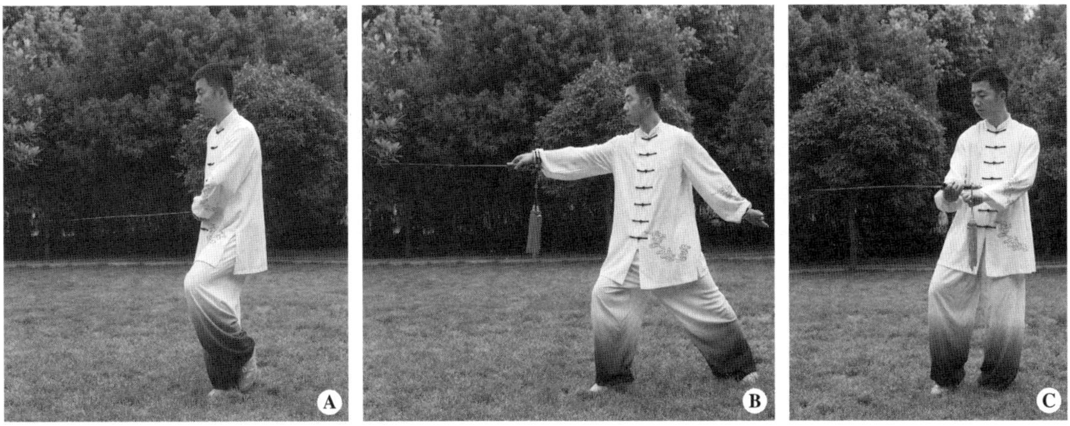

图 6-14 缩身斜带

【动作要点】

（1）收剑时上体正直，稍向右转。意沉右胯，由四肢向丹田处聚集，收脚收剑相合，吸气。

（2）上体向前探，送剑方向与弓步方向相同。意想气由丹田处再向外传递，使剑与步向相反方向同动。呼气。

（3）收脚带剑时，身体向左转，重心落于左腿；要保持上体正直，松腰松胯，臀部不外凸。意想腰向左转，气沉带剑。吸气。此势完成一吸一呼一次转换。意识引导，虚领顶劲，沉肩垂肘，含胸拔背，气沉丹田，意气注入剑刃向左带剑。

（十五）第十三式——提膝捧剑

动作一：虚步分手。右脚后退一步，重心后移，左脚微后撤，脚尖着地成虚步；同时两手向前伸送，再向两侧分开，掌心向下，剑斜置于身体右侧，剑尖向前；眼看前方（图 6-15A）。

动作二：提膝捧剑。左脚略向前垫步，右膝向前提起成独立步；同时右手持剑翻转向体前划弧摆送，左剑指变掌捧托在右手背下面，两臂微屈；剑在胸前，剑身直向前方，剑尖略高；眼看前方（图 6-15B）。

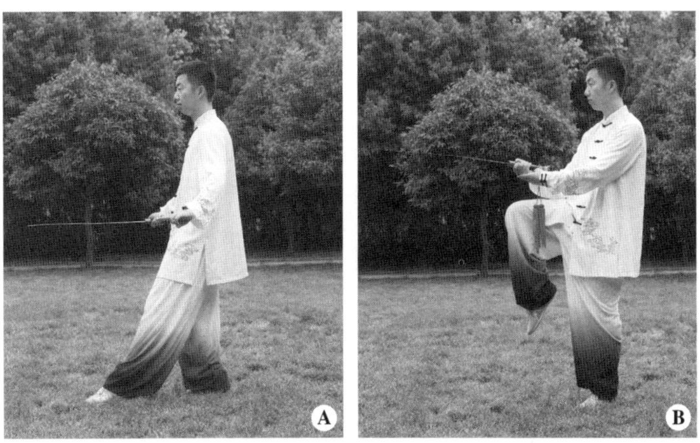

图 6-15 提膝捧剑

【动作要点】

（1）两手向左右分开后，剑尖仍位于体前中线附近，剑尖略高。

（2）右脚后退一步要略偏向右侧，这时上体转向前方，左脚微后撤，调整成虚步时，上体又转向前方。身体转动幅度虽然不大，但这样做出来，才能使本式协调完整。

（3）意想气沉左脚，重心不变，撤右步，然后，裆走后下弧，气移向右脚，沉身，两手分开。呼气。

（4）两手路线要走弧形，即先微向外，再往里在胸前相合捧剑。捧剑时，两臂微屈，剑把与胸同高。

（5）为了使提膝动作做得柔圆，可使右腿微屈，经右侧向前上方弧形摆起至体前，然后小腿屈收微向内扣，成独立步。

（6）意想气下沉，屈胯上步提膝沉肩垂肘，松腰松胯，气贴脊背，合劲于剑。吸气。此式完成两吸一呼的转换。意识引导，左腿撑稳，沉肩垂肘，松腰松胯，气贴脊背，意气注入两手捧托剑柄。

（十六）第十四式——跳步平刺

动作一：落脚收剑。右脚前落，两手捧剑微向下、向后收至腹前；眼看前方（图 6-16A）。

动作二：捧剑前刺。重心移至右腿，蹬腿送髋，左脚离地；同时两手捧剑向前伸刺；眼看前方（图 6-16B）。

动作三：跳步分剑。右脚蹬地，左脚随即前跨一步踏实，右脚在左脚落地时迅速向左小腿内侧收拢；同时两手分撤至身体两侧，左手变剑指；眼看前方（图 6-16C、D）。

动作四：弓步平刺。右脚向前上步，重心前移，成右弓步，同时，右手持剑向前平刺（掌心向上）；左剑指绕举至额头左上方，掌心斜向上；眼看剑尖（图 6-16E）。

【动作要点】

（1）右脚落地不可过远，上体不可前俯。气下沉，全身之气向中心丹田处相聚，继续吸气。

（2）刺剑时高与胸平，剑尖略高。意想全身之气由脚而起，由丹田射出，提气贴背，贯向剑尖。呼气。

（3）向前跳步宜远不宜高，动作应轻灵、柔和。

（4）左脚落地时脚尖微外撇；膝关节弯曲缓冲，重心稳定在左腿。

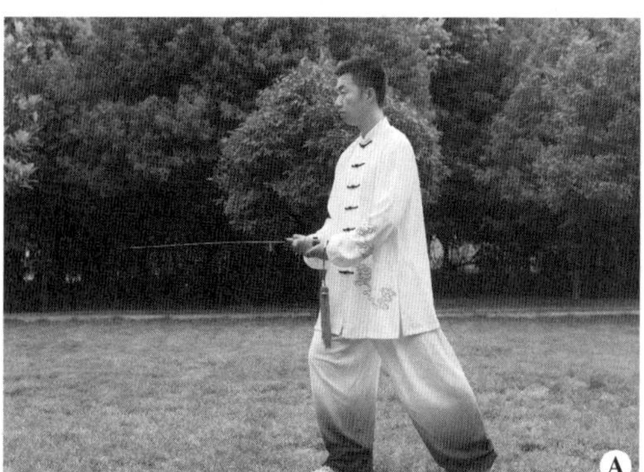

A

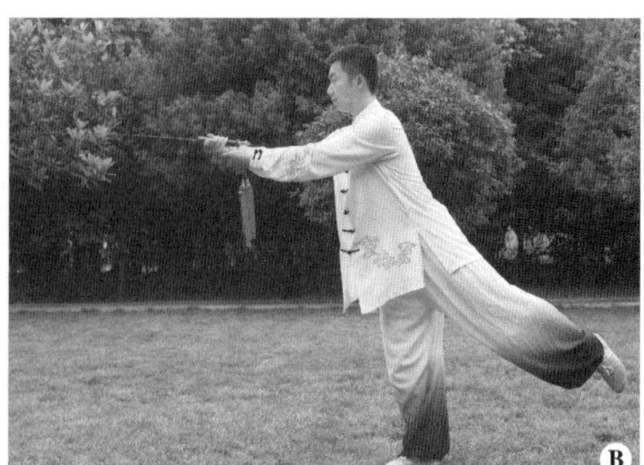

B

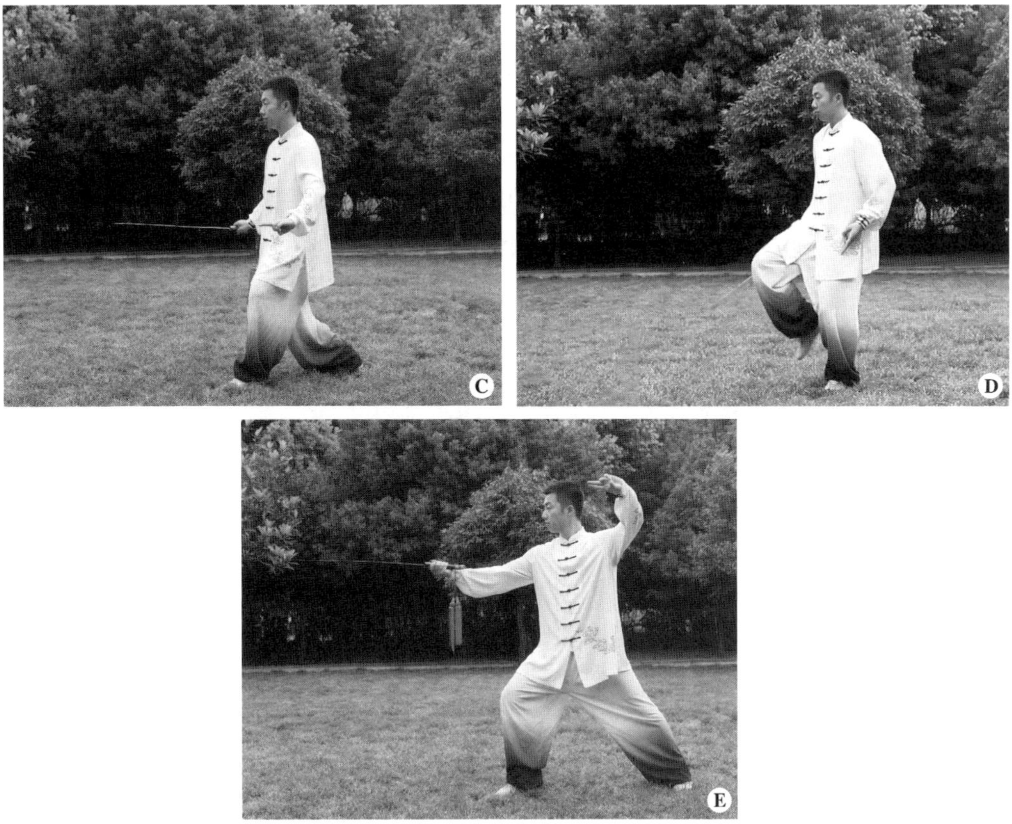

图 6-16　跳步平刺

（5）意想跳步时提气头上领，拔背而出，落地时继续呼气。提脚时转为吸气。

（6）弓步为顺弓步。松腰顺肩，不可扭腰、歪胯。意想沉裆腰，力透脊背，达于剑尖，呼气。此势完成一吸两呼的转换。意识引导，虚领顶劲，沉肩垂肘，含胸拔背，气沉丹田，意气注入剑尖，向前刺剑。

（十七）第十五式——左虚步撩

动作一：收脚绕剑。重心后移，上体左转，右脚收至左脚前，脚尖点地；同时，右手持剑随转体向上、向后划弧，剑把落至左腰间，剑尖斜向上，左剑指落于右腕部；眼看左侧。

动作二：垫步绕剑。上体微右转，右脚向前垫步，脚尖外撇；同时右手持剑向下绕至腹前，剑身斜置于躯体左侧；左剑指仍附于右腕部，随右腕绕转；眼平视前方。

动作三：虚步左撩。上体继续右转，重心移至右腿，左脚随即前进一步，脚尖着地，成左虚步；同时右手持剑立剑向前撩出，掌心向外，停于右额前，剑尖略低；左剑指仍附于右腕部；眼看剑尖（图 6-17）。

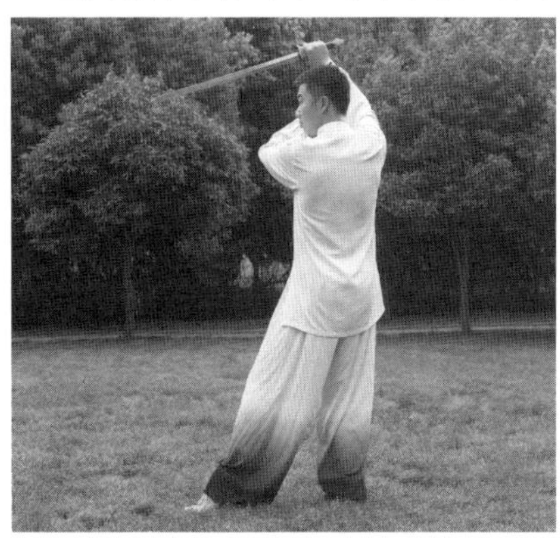

图 6-17　左虚步撩

【动作要点】

（1）剑向后绕时，转体要充分，眼看左侧。绕剑应靠近身体；同时右前臂内旋，掌心转向里。收脚时意想左胯左膝及左踝依次放松，背向后靠；右腿屈胯，提大腿，小腿回收，全身劲向内收，贯于剑身，吸气。

（2）剑贴近身体，剑尖指向后下方，不可触地。意想气向右脚沉，上步，渐呼气。

（3）撩剑是反手立剑由下向前、向上撩起，剑刃的前端着力。做本式的左撩剑时，先使剑沿着身体左侧绕立圆，再向前上方撩出。剑运行的路线，一要贴身，二要划立圆。同时右前臂内旋，右手掌心转向外，虎口朝下，活握剑把，力达于剑的前端。

（4）整个撩剑的动作要在身体左旋右转的带动下完成，要协调完整，连贯圆活。

（5）不要做成举剑拦架的动作。意想右胯放松，上体右转，意注剑刃，由下向上撩出。呼气。此势完成一吸一呼一次转换。意识引导，虚领顶劲，沉肩垂肘，含胸拔背，气沉丹田，意气注入剑刃前部，向上撩剑。

（十八）第十六式——右弓步撩

动作一：转体绕剑。身体右转，同时右手持剑向后划圆回绕，剑身竖立在身体右侧，掌心向外，左剑指随剑绕行收于右肩前；眼看剑尖。

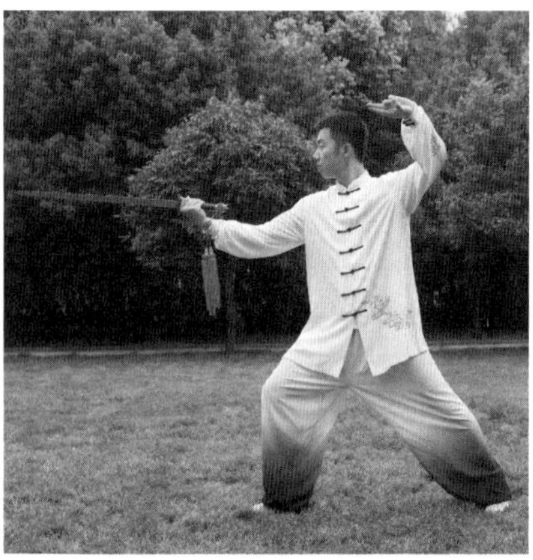

图 6-18　右弓步撩

动作二：垫步绕剑。身体微左转，左脚向前垫步，脚尖外撇；同时右手持剑微向下绕，剑把落至右胯旁，掌心向外，剑尖朝后；左剑指落至左腹前，掌心向上；眼随剑走。

动作三：弓步右撩。身体继续左转，右脚前进一步，重心前移成右弓步；同时右手持剑由下向前反手立剑撩出，掌心向外，高与肩平，剑尖略低；左剑指继续向上绕至额左上方，掌心斜向上；眼看前方（图 6-18）。

【动作要点】

（1）剑向后划圆回绕时，转体要充分，眼随剑走。意想松肩落臂，吸气。

（2）持剑手要活握剑把，剑尖不要触地。意想全身向下松沉，开裆上步，继续吸气。

（3）右剑前撩时，右肩趁势稍前顺。

（4）本式的弓步为顺弓步，两脚的横向距离约 10 厘米。弓步和前撩要同时完成。

（5）意想剑与右腿相吸而动。呼气。此势完成一吸一呼一次转换。意识引导，虚领顶劲，沉肩垂肘，含胸拔背，气沉丹田，意气注入剑刃前部向前撩剑。

第　三　段

第三段有八个基本动作，重点动作是第十七式“转身回抽”和第十九式至第二十一式“左、右弓步拦”。转身回抽时，收剑与劈剑要协调完整。左、右弓步拦时，重心移动与拦剑要协调。

（十九）第十七式——转身回抽

动作一：转体收剑。身体左转，左腿屈膝，重心左移，右脚尖内扣；同时右臂屈肘将剑收到体前，与肩同高，剑身平直，剑尖向右，左剑指落于右腕上；眼看剑尖。

动作二：弓步劈剑。身体继续左转，左脚尖稍外撇，右腿自然蹬直成弓步；同时，右手持剑向左前方劈下；眼看剑尖（图 6-19A）。

动作三：后坐抽剑。身体右转，重心移至右腿，右膝屈曲；同时右手持剑抽至右胯侧，左剑指附于右腕部随右手后收；眼看右下方（图 6-19B）。

动作四：虚步前指。上体稍向左转，左脚撤半步，成左虚步；同时右手抽至右胯后，剑斜置于身体右侧，剑尖略低；左剑指经胸前下颌处向前指出，高与眼齐；眼看剑指（图 6-19C）。

【动作要点】

（1）身体左转，重心移向左脚，右脚尽量内扣（至少 90°）使脚尖朝向南方，以保证定势时的虚步稳定。

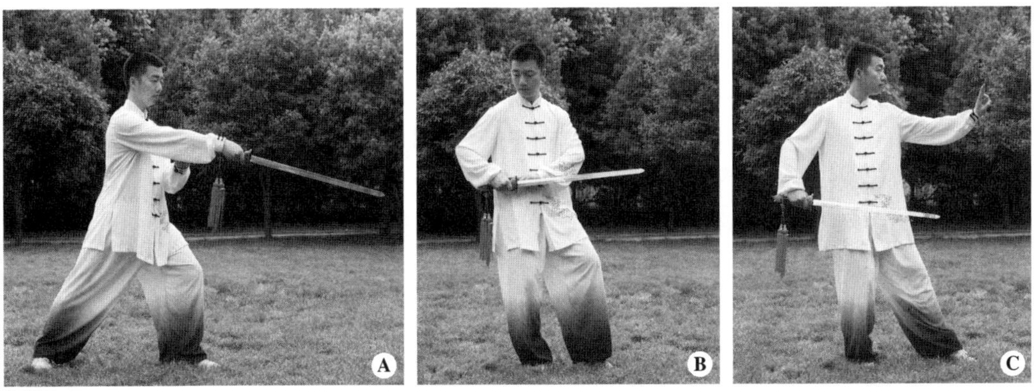

图 6-19　转身回抽

（2）收剑时主要用拇指、示指和虎口着力握剑，其余三指松握，使剑身平直。

（3）意想松右胯，右肩向右胯沉劲，屈肘，收剑。吸气。

（4）上述两动向左转体，要先扣右脚，再撇左脚；右臂先屈回胸前再向左前劈出。动作要连贯、协调。

（5）弓步的方向和劈剑的方向一致，皆为中线偏右（东偏南约 30°）。

（6）意想腰部有个回环动作，将劲传于剑刃而使剑劈出，呼气。

（7）后坐抽剑时身体要右转。意想上动不断，腰继续走一个回环，带剑抽回。吸气。

（8）剑指向前指出，左脚点地成虚步，上体向左回转，三者要协调一致。

（9）虚步的方向和剑指所指的方向为中线偏右（东偏南约 30°）。

（10）做本式下抽剑时要立剑向下、向后走弧线抽回，下剑刃着力。定势时，剑身置于右侧，剑把抽至胯后，右臂微屈。

（11）意想头虚领，拔背伸指与抽剑对向用力，松胯坐身。呼气。此势完成两吸两呼两次转换。意识引导，虚领顶劲，沉肩垂肘，含胸拔背，气沉丹田，意气注入剑回抽至右胯侧。

（二十）第十八式——并步平刺

动作一：垫步转体。左脚略向左移，身体左转；同时左剑指内旋并向左划弧；眼看前方。

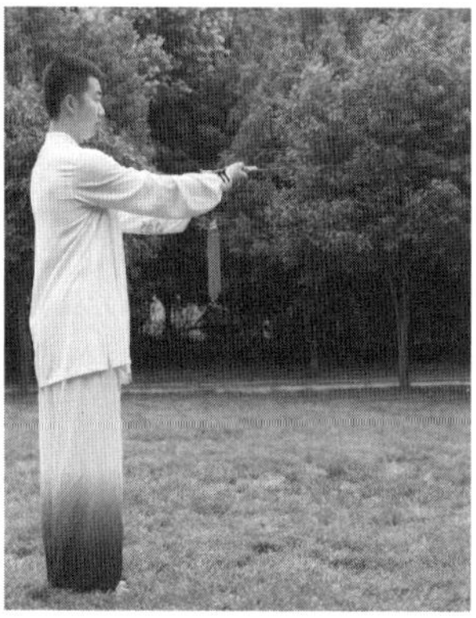
图 6-20 并步平刺

动作二： 并步平刺。右脚向左脚并步，同时右手持剑外旋翻转，经腰间向前平刺；左剑指收经腰间翻转变掌，捧托在右手下，掌心向上，眼看前方（图 6-20）。

【动作要点】

（1）左脚移步时，脚尖转向正前方。松左胯，上步，意想左侧腰放松。渐吸气。

（2）捧剑时左手也可保持剑指姿势。

（3）刺剑和并步要协调一致；剑刺出后两臂要微屈，两肩要松沉。

（4）意想头领、胸含、背拔、脚蹬、手伸，合力劲贯剑尖而出。此势完成一吸一呼一次转换。意识引导，虚领顶劲，沉肩垂肘，含胸拔背，气沉丹田，意气注入剑尖向前平刺。

（二十一）第十九式——左弓步拦

动作一： 转体绕剑。右脚尖外撇，左脚跟外展，身体右转，两腿屈蹲；右手持剑，掌心转朝外，随转体由前向上、向右绕转，左手变剑指附于右腕部，随右手绕转（图 6-21A）。

动作二： 上步绕剑。左脚向左前上方上步；右手持剑继续向后绕转，左剑指翻转收于腹前；眼看右后方。

动作三： 弓步拦剑。身体左转，重心前移，成左弓步；同时右手持剑由右后方向下、向左前上方拦架，力在剑刃，剑与头平，剑尖略低，右臂外旋，掌心斜向内；同时左剑指向左上绕举于额左上方；眼看剑尖（图 6-21B、C）。

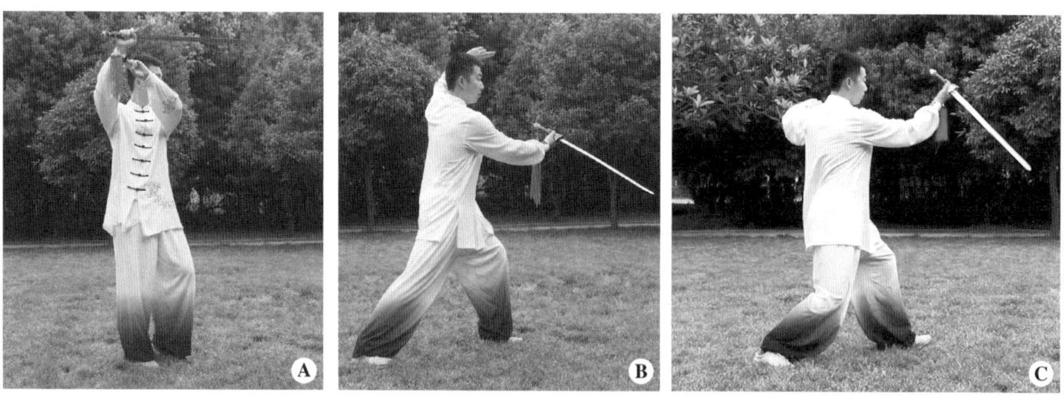
图 6-21 左弓步拦

【动作要点】

（1）转体要充分。

（2）右手持剑向后绕转时小臂内旋，掌心翻转向外。

（3）绕剑时以剑把领先，转腰挥臂，剑贴身体走呈立圆。

（4）拦剑是反手用剑下刃由下向前上方拦架，力在剑刃。做本式的拦剑时，剑要在体右侧随身体右旋左转，贴身绕一完整的立圆。

（5）剑拦出后，右手位于左额前方。剑尖位于中线附近。

（6）弓步方向为东偏北约 30°。两腰松沉，由内带外。拦剑时，意想剑如腰手相合而动，最后呼气。此式完成一吸一呼一次转换。意识引导，虚领顶劲，沉肩垂肘，含胸拔背，气沉丹田，意气注入剑刃前部向前拦剑。

（二十二）第二十式——右弓步拦

动作一：撇脚举剑。重心略向后移，左脚尖外撇，身体微左转；同时右手持剑上举，开始向左后方回绕；眼看右手（图 6-22A）。

动作二：收脚绕剑。身体继续左转，右脚收至左脚内侧（脚尖不点地）；同时右手持剑在身体左侧向上、向后、向下划立圆绕至左肋前，剑身贴近身体；左剑指落于右腕部；眼随剑向左后看。

动作三：弓步拦剑。身体向右转，右脚向右前方迈出一步，重心前移成右弓步；同时右手持剑经下划弧向前上方拦出，掌心向外，高与头平，剑尖略低，剑身斜向内；左剑指附于右腕部；眼看前方（图 6-22B）。

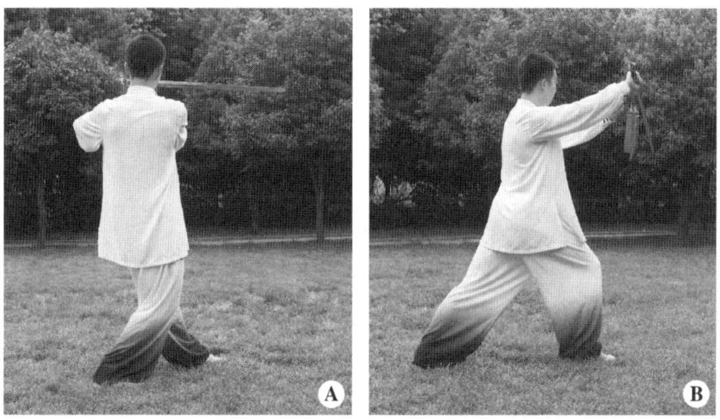

图 6-22　右弓步拦

【动作要点】

（1）与前势相同，只是左右相反，弓步方向为东偏南约 30°。

（2）身体和眼神要转至西北方。

（3）右剑划圆绕转要贴近身体左侧。此势完成一吸一呼一次转换。意识引导，虚领顶劲，沉肩垂肘，含胸拔背，气沉丹田，意气注入剑刃前部向前拦剑。

（二十三）第二十一式——左弓步拦

动作一：撇脚举剑。重心略后移，右脚尖外撇，身体微右转；同时右手持剑上举，开始向右后方回绕；左剑指仍附于右腕部；眼看前方（图 6-23A）。

动作二：收脚绕剑。身体继续右转，左脚收至右脚内侧（脚尖不点地）；同时右手持剑在身体右侧向上、向后、向下划立圆绕至右胯旁，剑身斜立在身体右侧；左剑指绕至右胸前；眼随剑走，转看右后方。

动作三：弓步拦剑。身体左转，左脚向左前方迈出一步，重心前移成左弓步；同时右手持剑挥臂划弧向前上方拦出，掌心斜向内，剑尖略低；左剑指经腰间向左、向上划弧，停于额左上方，掌心斜向上；眼看前方（图 6-23B）。

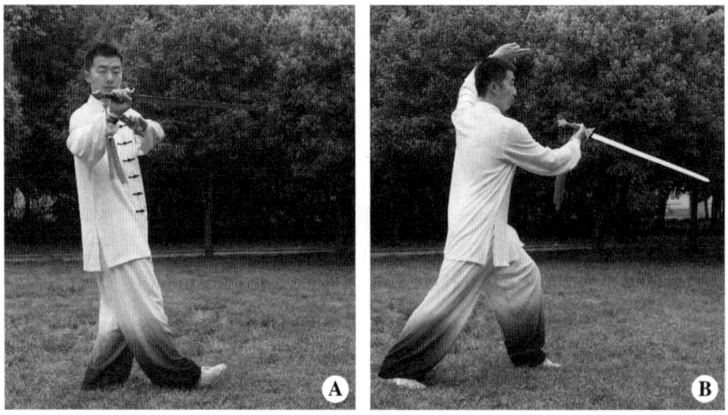

图 6-23 左弓步拦

（二十四）第二十二式——进步反刺

动作一：上步收剑。右脚向前上步，脚尖外撇，上体微右转；同时右手向下屈腕收剑，剑把落在胸前，剑尖转向下，左剑指落于右腕部；眼看剑尖（图 6-24A、B）。

动作二：转体后刺。身体继续右转，两腿交叉屈膝半蹲，重心略偏于前腿，左脚跟离地，呈半盘姿势；右手持剑向后（正西）立剑平刺，掌心向体前（南方，起势方向）；左剑指向前指出，掌心向下，两臂伸平；眼看剑尖（图 6-24C）。

动作三：弓步反刺。剑尖上挑，上体左转，左脚前进一步成左弓步；同时右臂屈收，经头侧向前反手立剑刺出，掌心向外，与头同高，剑尖略低；左剑指收于右腕部；眼看剑尖（图 6-24D）。

【动作要点】

（1）上步后，重心仍然主要在左腿上。

（2）右手持剑向胸前收落时，屈腕落肘，掌心斜向外，拳眼斜向下，右上臂靠近右肋，活握剑把，剑尖向后下方，剑身斜置于身体右侧。

（3）意想松右胯，大腿带小腿上步，松右肩落剑。吸气。

（4）半盘坐时，要转体屈膝，重心略前移，右脚向前横落，全脚着地，左膝抵近右膝窝；上体保持正直。

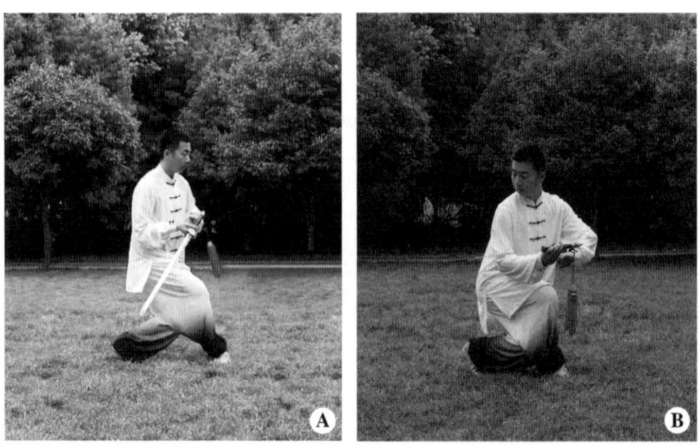

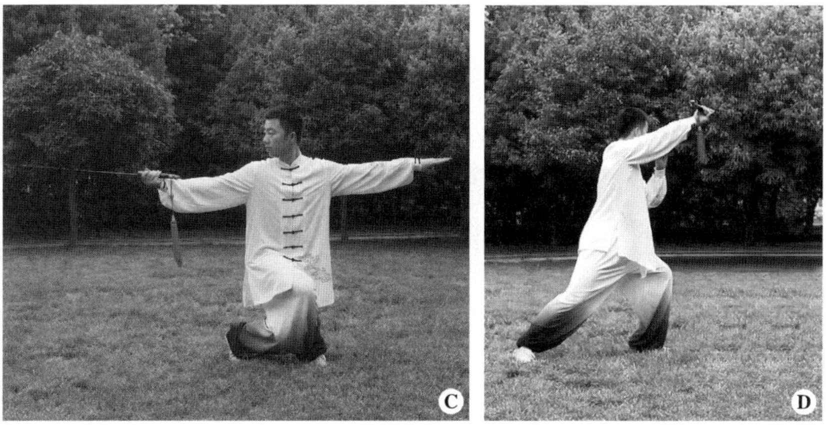

图 6-24　进步反刺

（5）向后刺剑时，剑身应贴近身体，经右腰间向后直刺，剑与右臂呈一直线。配合左剑指的向前指，两臂前后展平。

（6）意想气移向右脚底。松右胯转腰，立身，劲贯剑尖。呼气。

（7）反刺剑时，右臂、肘、腕皆先屈后伸，使剑由后向前刺出，力达剑尖。右手位于头前稍偏右，剑尖位于中线，与面部同高，右臂与剑呈一小折线。

（8）弓步朝正东，两脚横向距离 30 厘米，松腰松胯，上体正直；不可做成侧弓步。

（9）意想松腰松胯，转腰带剑，上左脚吸气，刺剑呼气。此式完成两吸两呼两次转换。意识引导，下肢虚实分明，沉肩垂肘，含胸拔背，松腰松胯，气沉丹田，意气注入剑尖向前反刺剑。

（二十五）第二十三式——反身回劈

动作一：转体收剑。右腿屈膝，重心移至右腿，左脚尖内扣，上体右转；剑同时收至面前，剑指仍附于右腕部；眼看剑尖（图 6-25A）。

动作二：提脚举剑。上体继续右转，重心再移至左腿，右脚提起收至左小腿内侧；同时右手持剑上举，左剑指落至腹前；眼看左前方。

动作三：弓步回劈。右脚向右前方迈出，重心前移成右弓步；同时右手持剑随转体向右前方劈下；左剑指绕至左额上方，掌心斜向上，眼看剑尖（图 6-25B）。

【动作要点】

（1）随身体后坐右转，左脚尖要尽量内扣，至少要使左脚尖指向正南，为下一动做好准备。意想右胯放松，松肩垂肘，用身带动剑下落，吸气。

（2）重心左移，稳定在左腿后，再提右脚。右脚提收至左小腿内侧，不要做成独立步。意想不断劲，气向左脚沉去，裆走一个浅弧形，继续吸气。

（3）弓步和劈剑方向是中线偏右（正西偏北约 30°）。

（4）剑要劈平，剑身与臂呈一直线，力在剑刃中段。

（5）劈剑和弓步要协调一致，同时完成。此势完成一吸一呼一次转换。意识引导，虚领顶劲，沉肩垂肘，含胸拔背，气沉丹田，意气注入剑刃中部向下劈剑。

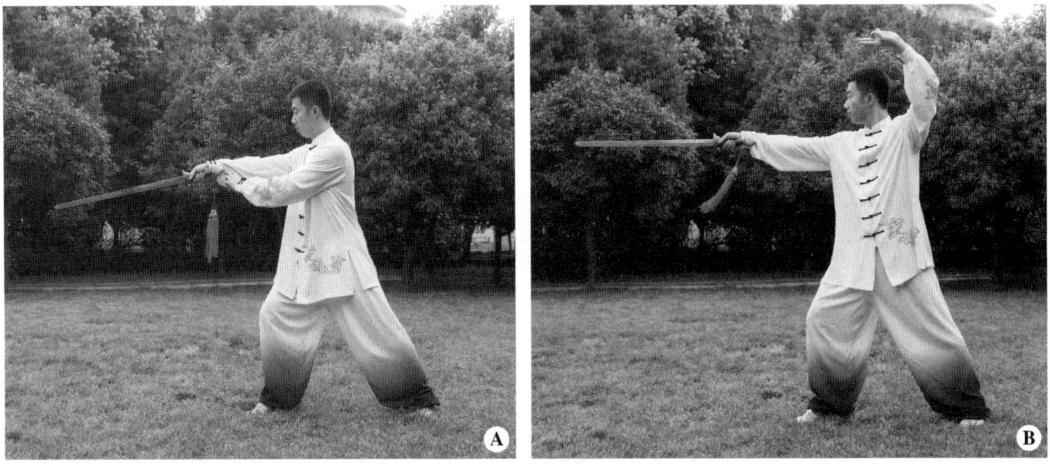

图 6-25 反身回劈

（二十六）第二十四式——虚步点刺

动作一：落指收脚。左脚收至右脚内侧（脚尖不点地），同时剑指落到右臂内侧，眼看剑尖。

动作二：转体举剑。上体左转，左脚向起势方向上步，脚尖外撇；同时右臂外旋，划弧上举，剑尖指向体后；左剑指经体前落至腹前，掌心向上；眼看起势方向（图 6-26A）。

动作三：虚步点剑。右脚上步落在左脚前，脚尖点地，成右虚步；同时右手持剑向前下方点出，展臂提腕，力注剑尖；左剑指经左侧向上绕行，在体前与右手相合，附于腕部；眼看剑尖（图 6-26B）。

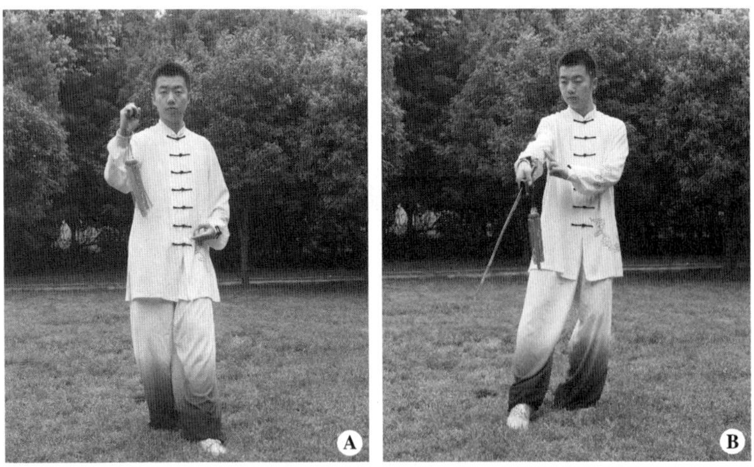

图 6-26 虚步点刺

【动作要点】

（1）举剑时，右手略低于头，剑身斜向后下方，剑刃不要触身。意想右侧腰放松，松腕剑自旋，背于肩上方。吸气。

（2）虚步和点剑的方向与起势方向相同。

（3）点剑时要活握剑把，腕部上提。本式点剑时右臂先向下沉，再伸臂提腕，高与肩平；点剑与右脚落地要协调一致，上体保持正直。

（4）意想右胯屈收，肩下沉，全身劲向中心汇聚，传于剑身，贯于剑尖。呼气。此式完成一吸一呼一次转换。意识引导，虚领顶劲，沉肩垂肘，含胸拔背，气沉丹田，意气注入剑尖，向前下点剑。

第 四 段

第四段有八个基本动作，重点动作是第二十六式“弓步挂劈”、第二十九式“进步平刺”和第三十一式“旋转平抹”。“弓步挂劈”时，要区分清楚劈剑和拦剑。“进步平刺”时，要清楚剑的运动路线，左剑指的反穿与步法要配合协调。“旋转平抹”时，旋转要均匀，摆扣脚要清楚。

（二十七）第二十五式——独立平托

动作一：插步绕剑。右脚向左脚后插步，脚前掌着地，两腿屈膝半蹲；同时右手外旋持剑在体前由右向上、向左绕环，剑把落在左腰前，掌心向里，剑身置于身体左侧，剑尖斜向左上方；左剑指附于右腕随右手环绕；眼看剑尖。

动作二：提膝托剑。以两脚掌为轴碾地，使身体转向正北，随之左膝提起成右独立步；同时右手持剑绕经体前向上托架，剑身平，稍高于头，左剑指附于右臂内侧；眼看前方（图 6-27）。

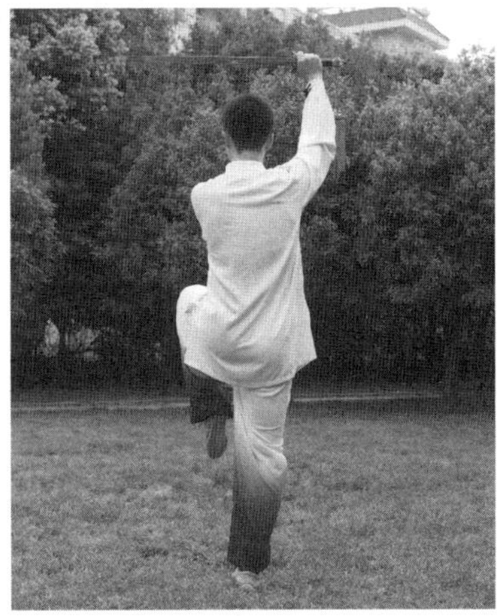

图 6-27 独立平托

【动作要点】

（1）托剑是剑下刃着力，剑由下向上托架。做本式托剑时，右手要活握剑把，掌心向外，举于头右侧前上方；剑身放平，剑尖朝前。

（2）绕剑与左插步要同时进行；上体正直，并微向左转。意想缩住左胯，旋腰绕剑。呼气。

（3）提膝与剑的托举，须在同一时间内完成。

（4）剑的绕环、绕行、托举是一个完整连贯的动作，练习进行中，不可有割裂、分解的痕迹，要一气呵成。

（5）意想屈胯含胸，头领气沉，劲由下上达于剑身。吸气。此势完成一吸一呼一次转换。意识引导，虚领顶劲，沉肩垂肘，含胸拔背，气沉丹田，意气注入剑刃上侧托剑于头上。

（二十八）第二十六式——弓步挂劈

动作一：转体挂剑。左脚向前横落，身体左转，两腿交叉，呈半坐盘势，右脚跟离地；同时右手持剑，剑尖经身体左侧向后勾挂，左剑指附于右腕部；眼看剑尖（图 6-28A）。

动作二：弓步劈剑。身体右转，右脚前进一步，重心前移成右弓步；同时，右手持剑翻腕上举向前劈下，剑身要平，与肩同高；左剑指经左后方绕至头左上方；眼向前看（图 6-28B）。

【动作要点】

（1）挂剑，即用剑尖由前经体侧向后勾回挂出，用以隔开对方进攻，劲力达于剑身平面。做本式左挂剑时，腕部先屈，使剑尖转向下；转体后，右臂向下、向后摆动，虎口向后，剑尖领先，要使剑贴近身体左侧向后挂，剑的运行路线呈立圆。

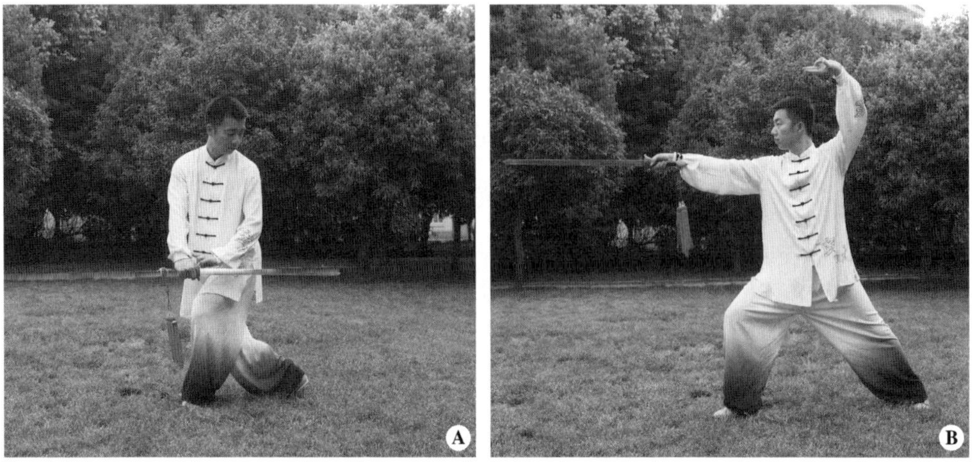

图 6-28 弓步挂劈

（2）挂剑时转体要充分，上体要正直、自然。意想右肩向左胯上沉气，转身挂剑。渐呼气。

（3）弓步和劈剑的方向皆为正西。意念同前劈剑。呼气。此势完成一吸一呼一次转换。意识引导，虚领顶劲，沉肩垂肘，含胸拔背，气沉丹田，意气注入剑刃向前劈剑。

（二十九）第二十七式——虚步抡劈

动作一：转体抡剑。身体右转，右脚尖外撇，右腿屈弓，左脚跟离地成叉步；同时右手持剑经身体右侧向下、向后反手抡摆，左剑指落于右肩前掌心向下；眼看剑尖（图 6-29A）。

动作二：上步举剑。身体左转，左脚向前一步，脚尖外撇；同时右手持剑翻臂抡举至头侧，左剑指落经腹前翻转划弧侧举；眼看前方（图 6-29B）。

动作三：虚步劈剑。右脚上步，脚尖着地成右虚步；同时右手持剑向前下抡劈，剑尖与膝同高，剑与右臂呈一斜线；左剑指向上划圆再落于右前臂内侧；眼看前下方（图 6-29C）。

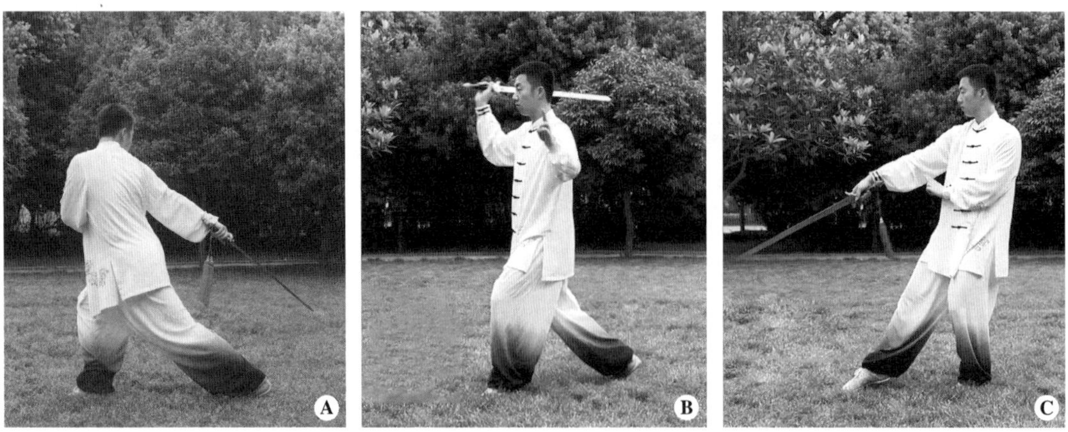

图 6-29 虚步抡劈

【动作要点】

（1）转体时，重心先后坐，右脚外撇，重心再前移成交叉步。

（2）向后抡剑时，右臂内旋，活握剑把，剑在身后反手抡直，剑尖向后，剑贴近身体向后划弧，剑尖不要触地。

（3）意想右胯松缩，身体右转。吸气。

（4）右手抡剑上举时，右臂不要伸直，剑把与头同高，剑尖略低，指向身后（正东）。意想劲沉在右腿上，上步虚实分清。吸气。

（5）抡劈剑时，右手持剑先沿身体右侧抡绕呈立圆，再顺势向前劈下，力点仍为剑刃中部。

（6）整个动作完整连贯，不可分割、停顿。

（7）意想身松，劲贯剑刃中部，向下劈出。呼气。此势完成两吸两呼两次转换。意识引导，虚领顶劲，沉肩垂肘，含胸拔背，气沉丹田，意气注入剑刃中部向前下劈剑。

（三十）第二十八式——撤步反击

动作一：提脚合剑。上体微右转，右脚提起收至左小腿内侧；同时右臂外旋，掌心斜向上，同左剑指一起略向回收；眼看剑尖。

动作二：撤步击剑。重心先移向左腿，右脚向右后方撤一步成左弓步，随后重心右移，上体右转，左脚跟外展，左腿自然蹬直成右侧弓步（横裆步）；同时，右手向右后上方反击，力在剑刃前端，剑尖斜向上；左剑指向左下方分开，高与腰平，掌心向下；眼看剑尖（图6-30）。

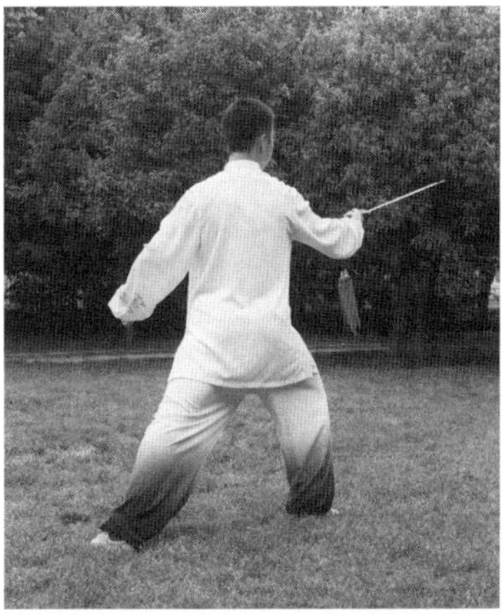

图6-30　撤步反击

【动作要点】

（1）撤步和击剑的方向为东北方。撤步时，右脚掌先着地，随重心右移，右腿屈弓，右脚踏实，左脚外展，左腿蹬直成右侧弓步。

（2）击剑是用剑的前端向左（右）敲击，力注剑端，向左为正击，向右为反击。做本式反击剑时，要在向右转体的带动下，将剑向右上方击打，右臂、肘、腕先屈后伸，使力达剑的前端；左剑指向左下方对称展开。

（3）意想右肩向左胯上沉劲。身体中轴线上悬下沉，身体合住劲，再转身开胸击剑。呼气。此势完成一吸一呼一次转换。意识引导，虚领顶劲，沉肩垂肘，含胸拔背，气沉丹田，意气注入剑刃前端向右后上方削击。

（三十一）第二十九式——进步平刺

动作一：提脚横剑。身体先微向左转，重心左移，右脚内扣；同时右手持剑向左摆出，使剑横于体前，剑尖向左；左手剑指在身体左侧，掌心向外，然后身体再向右转，左脚提起，收于小腿内侧；同时右手持剑先向左摆，再翻掌向右领带，将剑横置于右胸前，剑尖向左；左剑指向上绕经面前落在右侧身前，掌心向下，眼看右前方（图6-31A）。

动作二：垫步收剑。身体左转，左脚向前迈一步，脚尖外撇；同时，右手持剑向下卷裹，收于腰侧；左剑指随之翻转落于腹前；眼看前方。

动作三：弓步平刺。右脚上步，重心前移成右弓步；同时右手持剑向前刺出，高与胸平，掌心向上，左剑指向左、向上绕至头侧上方；眼看剑尖（图6-31B）。

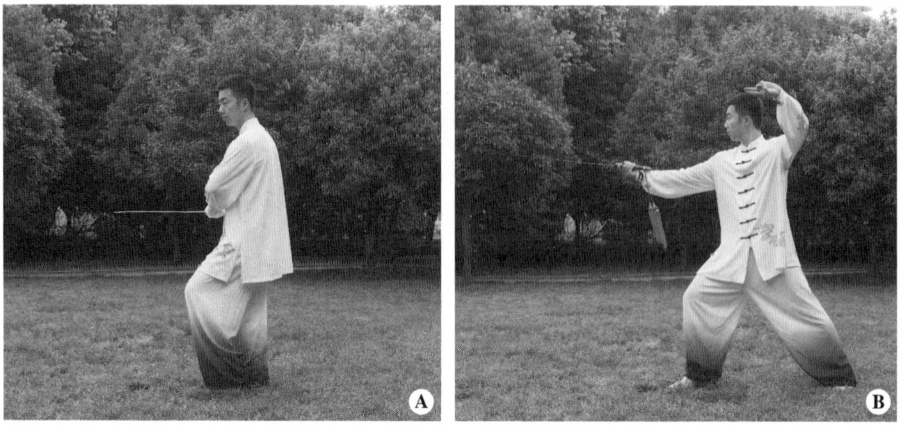

图 6-31 进步平刺

【动作要点】

（1）以腰带臂，以臂领剑，剑走平弧；提脚、横剑与剑指绕转要同时完成。意想腰部的带脉走一回环的圈，带动剑平摆。吸气。

（2）剑卷落时，右臂外旋，掌心转向上，剑尖指向正前方（正西）。意想右胯放松，屈膝，身体下沉，上步落剑。渐呼气。

（3）上步时不要抢步。两脚横向距离约 10 厘米。

（4）刺剑时转腰顺肩，上体正直，剑与右臂呈一直线。

（5）刺剑、弓腿和剑指动作要协调一致。意想重心弧形移动，劲贯剑尖。呼气。此势完成一吸一呼一次转换。意识引导，虚领顶劲，沉肩垂肘，含胸拔背，气沉丹田，意注剑尖向前平刺。

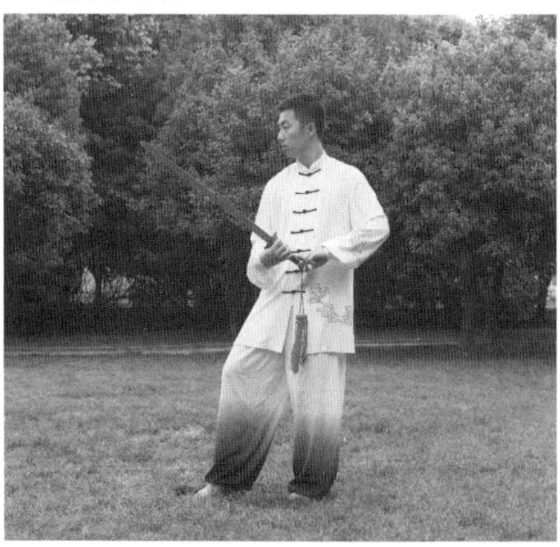

图 6-32 丁步回抽

（三十二）第三十式——丁步回抽

重心后移，右脚撤至左脚内侧，脚尖点地成右丁步；同时右手持剑屈肘回抽，掌心向内，置于左腹旁；剑身侧立，剑尖斜向上，左剑指落于剑把之上；眼看剑尖（图 6-32）。

【动作要点】

抽剑时，右手先外旋，将剑把略向上提，随即向后、向下收至腹旁，剑走弧线抽回。意想松右胯，而后坐收剑。吸气。此势完成一吸一呼一次转换。意识引导，下肢虚实分明，沉肩垂肘，含胸拔背，气沉丹田，意气注入剑身向后抽剑。

（三十三）第三十一式——旋转平抹

动作一：摆步横剑。右脚落步，脚尖外摆，上体稍右转；同时右手翻掌向下，剑身横置胸前，左剑指附于右腕部；眼看剑尖（图 6-33A）。

动作二：扣步抹剑。上体继续右转，左脚向右脚前扣步，两脚尖相对呈八字形；同时右手持剑随转体由左向右平抹；剑指仍附于右腕部；眼随剑动（图 6-33B）。

动作三：虚步分剑。以左脚掌为轴向右后转身，右脚随转体后撤一步，重心后移，左脚脚尖点地成左虚步；右手持剑在转体撤步时继续平抹，左剑指仍附于右腕部；在变虚步时，两手左右分开，置于胯旁，掌心向下，剑身斜置于身体右侧，剑尖位于体前。身体转向起势方向；眼看前方（图 6-33C）。

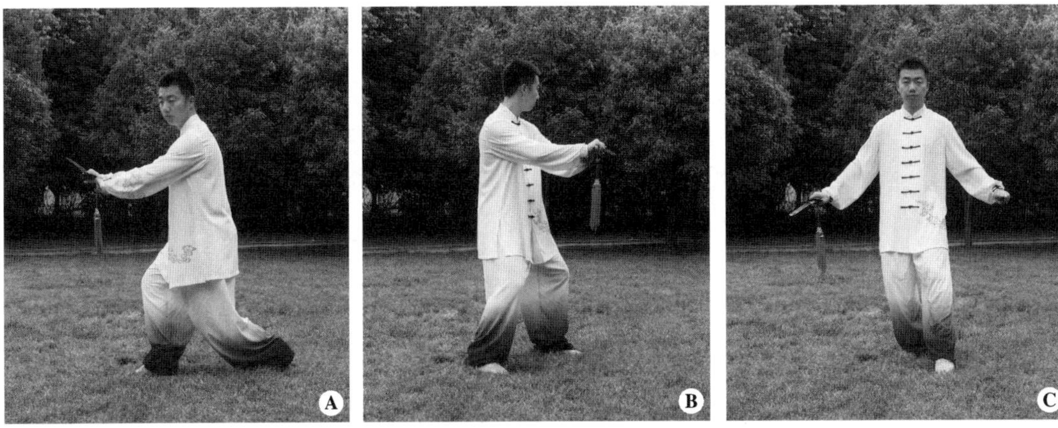

图 6-33　旋转平抹

【动作要点】

（1）上体转至面向正西方。

（2）剑身横置时，右手位于胸前，剑尖略高；两臂半屈呈弧形。

（3）转体、摆脚和横剑应同时到位。摆步，意想气向右脚上沉，转身带步，带剑。渐呼气。

（4）身体转至背向起势方向。

（5）抹剑是以手领剑，使剑身横平由一侧向另一侧平抹，力沿剑刃滑动。做本势旋转抹剑时，剑身横置于胸前，用身体右转带剑向右平抹。

（6）意想用眼追身后，上下似一气柱绕梁而动。继续呼气。

（7）本势身体向右旋转近一周，转身及抹剑要平稳连贯、速度均匀；上体保持正直。

（8）摆步和扣步的脚均应落在中线附近，步幅不超过肩宽。

（9）撤步要借身体向右旋转之势，以左脚掌为轴，使身体转向南方（起势方向）。

（10）本势摆步时右脚跟先着地，扣步时左脚掌先着地，撤步也是右脚掌先着地。

（11）意想全身向下松沉开展。呼气结束。此势完成一吸一呼一次转换。意识引导，两脚摆扣清楚，沉肩垂肘，含胸拔背，气沉丹田，意注剑刃外侧平抹剑。

（三十四）第三十二式——弓步直刺

上体微向右转，左脚提起，重心前移，左脚向前落步成左弓步；同时右手持剑收经腰间，立剑向前刺出，高与胸平；左剑指附于右腕部；眼前方看（图 6-34）。

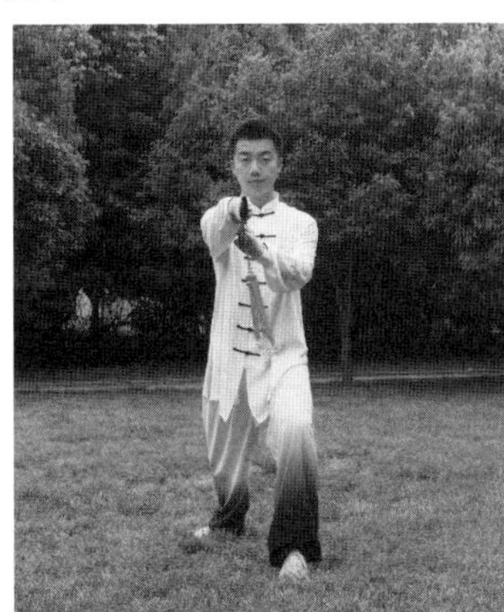

图 6-34　弓步直刺

【动作要点】

（1）左脚提起收至右脚内侧后再向前迈出。

（2）左剑指先收至腰间，再附于右腕一起向前刺出。

（3）意想气沉左脚成弓步，上步时吸气，刺剑时呼气。

（三十五）收势

动作一：后坐接剑。重心后移，上体右转，同时右手持剑屈臂后引至右侧，掌心向内；左剑指随右手屈臂回收，变掌附于剑柄，准备接剑，眼看剑柄（图 6-35A）。

动作二：上步收势。身体左转，重心前移，右脚向前跟步，与左脚平行成开立步；同时左手接剑上举，经体前垂落于身体左侧；右手变成剑指向下、向后划弧上举，再向前、向下落于身体右侧；眼看前方（图 6-35B）。

动作三：并步还原。左脚向右脚并拢，还原成预备姿势（图 6-35C）。

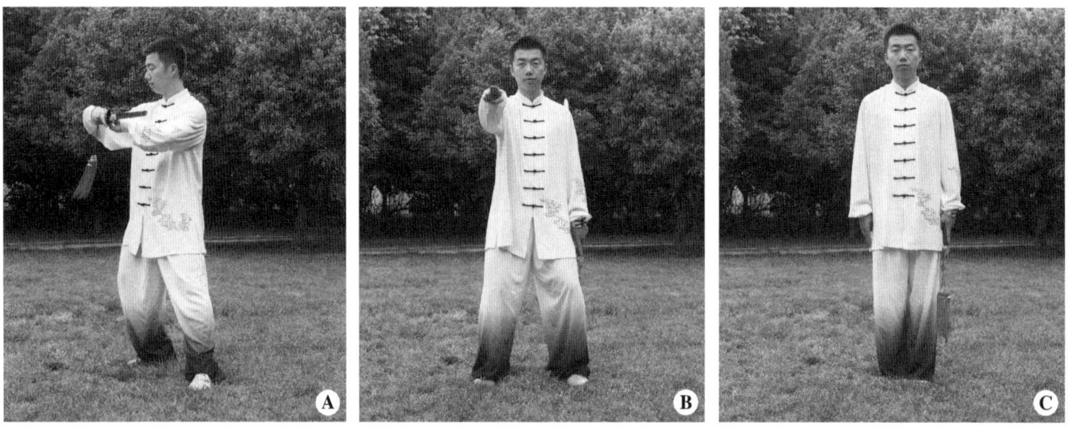

图 6-35 收势

【动作要点】

（1）接剑时，左掌心向外，拇指向下，与右手相对；两肘与肩同高，两肩要松沉。意想松右胯，背后倚，坐身吸气收剑。

（2）换握剑时，左手持剑划弧下落与重心前移要协调一致；右剑指划弧下落与右脚跟进半步要协调一致。意想松左胯，弓膝上步，呼气。

（3）待稍平静后再走动。全身放松，意存丹田，深呼吸数次。意识引导，虚领顶劲，沉肩垂肘，松腰松胯，使气徐徐沉入丹田，心静气和，还原成预备姿势。

三、功理作用

习练三十二式太极剑可增强中枢神经系统的调节功能和体内各器官之间的协调活动；增加肌肉力量及关节活动的协调性；改善消化道的血液循环，促进消化，预防便秘；练习时，要求练习者排除杂念，求得虚静，长期锻炼让人心胸开阔、情志健康。

（敬惠园　李前华）

参 考 文 献

陈屏，2017. 传统养生功法实训指导. 北京：科学出版社
朗松亭，李坚，2020. 体育与健康. 第5版. 北京：高等教育出版社
邱丕相，2009. 中国传统体育养生学. 北京：人民体育出版社